贫血 210 个怎么办

主　编　李蓉生

编写人员　许　莹　陈嘉林

中国盲文出版社

图书在版编目（CIP）数据

贫血 210 个怎么办：大字版 /李蓉生主编. —北京：中国盲文出版社，2014.11

ISBN 978-7-5002-5490-4

Ⅰ.①贫…　Ⅱ.①李…　Ⅲ.①贫血—防治—问题解答

Ⅳ.①R556-44

中国版本图书馆 CIP 数据核字（2014）第 266901 号

（本大字版图书由中国协和医科大学出版社授权中国盲文出版社在中国大陆地区出版）

贫血 210 个怎么办

作　　者：李蓉生　主编

责任编辑：戴皓宁

出版发行：中国盲文出版社

社　　址：北京市西城区太平街甲 6 号

邮政编码：100050

印　　刷：北京汇林印务有限公司

经　　销：新华书店

开　　本：787×1092　1/16

字　　数：72 千字

印　　张：6.25

版　　次：2015 年 8 月第 1 版　2017 年 5 月第 2 次印刷

书　　号：ISBN 978-7-5002-5490-4/R·793

定　　价：12.00 元

销售服务热线：（010）83190297　83190289　83190292

丛书序言

"协和"是中国医学的金字招牌，也是许多中国百姓心中最高医学水平的象征。正因为如此，全国各地近些年如雨后春笋般地出现许许多多的"协和医院"。但医学界知道，"协和"有北京、武汉、福建三个老牌医院；对于北方的大多数人而言，"协和"特指北京协和医院和北京协和医学院。

"北京协和"联系着黄家驷、林巧稚、张孝骞、吴英恺、邓家栋、吴阶平、方圻等一位位医学泰斗，也联系着一代代"新协和人"的劳动创造。这里有科学至上、临床求真、高峰视野、学养博深等闪光品格，也有勤学深思、刻苦务实、作风严谨、勇于创新等优秀精神。

"协和医生答疑丛书"是协和名医智慧和经验的总结，由北京协和医学院和北京协和医院众多专家参与编写，体现了这些专家对疾病的认识和对患者的关怀，更重要的是展示了他们多年甚至是一生临床诊疗的丰富经验。

"协和医生答疑丛书"因为其科学性、权威性和实用性，获得中国科普图书最高奖——国家科学技术进步奖二等奖。协和专家长期从事专业工作，写作语言并不十分通俗，也不够活泼，但这些在医学巅峰的医学专家写出了自己独特的经验和独到的见解，给读者尤其是患者提供了最科学、最有效的建议。

几十年来，全国各地成千上万的患者为获得最好的治疗，辗转从基层医院到地市医院，再到省级医院，最后来到北京协和医院，形成"全国人民上协和"的独特景观。而协和专家也在不断总结全国各级医院的诊疗经验，掌握更多的信息，探索出更多的路径，使自己处于诊治疑难病的优势地位，所以"协和"又是卫生部指定的全国疑难病诊疗指导中心。

"协和医生答疑丛书"不是灵丹妙药，却能帮您正确认识身体和疾病，通过自己可以做到的手段，配合医生合理治疗，快速有效地康复。书中对疾病的认识和大量的经验总结，实为少见，尤为实用。

袁　钟

中国医学科学院健康科普研究中心主任

目　录

一、血液和贫血的基本知识

1. 血液是由哪些物质组成的?

血液是由血浆及其内含物组成。血浆内有蛋白质、脂肪、水、电解质和各类细胞等。正常人血液的比重是1.050~1.060，由其中的细胞数量和蛋白质等物质的浓度所决定。血液中的细胞数量越多、血浆蛋白含量越高，血液的比重就越大。贫血患者的比重是降低的。

2. 血液的主要功能是什么?

血液的主要功能是：①运输氧气和各种物质；②保持人体内环境的稳定；③防御和保护的机能。

（1）运输氧气和各种物质：血液占全身体重的6%~8%，成年人的血液总量约为4000~6000毫升。血液每天要循环全身许多遍，能将机体所需要的氧气、蛋白质、糖类、脂肪酸、甘油、维生素、水和电解质运送到全身各组织，同时也将组织的代谢产物如二氧化碳、尿素、尿酸等运送到肺、肾、皮肤和肠管排出体外。此外，体内各内分泌腺分泌的激素也是通过血液的运输，作用于各相应的靶器官。血液中的水分能吸收体内各器官代谢产生的余热，并运送到体表皮肤散发掉。

（2）保持人体内环境稳定：身体的内环境主要是指血液的酸碱度（pH 值），应该保持稳定状态。正常人血浆的 pH 值约为 7.35~7.40，过酸或过碱都会危及生命。血液中有许多强有力的缓冲物质（如蛋白质、血红蛋白）及缓冲对（如碳酸氢钠和碳酸、磷酸氢二钠和磷酸二氢钠等）。这些缓冲物质及缓冲对在血液循环中随时进行物质交换，从而保持血液内环境和酸碱度的稳定性。

（3）防御和保护机能：血浆中的多种免疫物质，如抗毒素、溶菌素等，能对抗或消灭外来的毒素和细菌。血液中的淋巴细胞参与抗体的特异免疫过程、中性粒细胞和单核-巨噬细胞能吞噬、分解外来的病原微生物和炎症后的坏死组织。此外，血液中的凝血因子和血小板在组织损伤出血后，能形成血栓堵塞伤口，起到止血作用。

3. 什么是血液的黏滞性？

红细胞和血浆蛋白的浓度及血浆内部的分子或颗粒之间的摩擦力决定血液的黏滞性。血液中的红细胞数量越多，血浆蛋白的含量越高，血液的黏滞性就越大。正常人血液的相对黏滞性为 4~5。贫血患者的血液黏滞性是降低的，高脂血症患者的血液黏滞性往往是增高的。

4. 红细胞是在哪里生成的？

红细胞是在骨髓内生成的。在婴儿和儿童时期，全身的骨髓都充满了红骨髓，担负着造血（包括红细胞、白细胞和血小板等）的任务。随着年龄的增长，骨髓腔内的红骨髓含量逐渐减少，造血功能和红细胞的生成逐渐降低。成年以后，长骨（即股骨和胫骨）的红细胞生成降低到极低的水平，只有脊椎骨、胸骨、肋骨、骨盆及颅骨的骨髓才产生红细胞。

5. 红细胞的寿命有多久?

红细胞的寿命平均为 120 天。人体每天大约有 1/120 的红细胞在衰老后自然消亡，同时又有相等数量的新生红细胞由骨髓制造出来，进入血液循环中。如此可以保持血液循环中成熟红细胞数量的相对平衡，维持人体正常生理的需要。

6. 正常红细胞是如何消亡的?

正常红细胞的消亡有两种形式：

（1）在血液循环中直接破坏消亡：红细胞在衰老后，其内所含的能量和酶的活性逐渐减少和降低，使红细胞的变形能力下降，在血流的冲撞下，容易破碎而消亡。正常衰老的红细胞中约 10% ~ 20% 是以这种方式自然消亡的。

（2）被单核-巨噬细胞吞噬而消亡：红细胞在衰老过程中，随着能量和酶活性的改变，其细胞膜表面结构发生了变化，细胞呈现球形，其可变性下降，被体内的单核-巨噬细胞识别而捕捉、吞噬和消化。正常衰老的红细胞中约 80% ~ 90% 是以这种方式而消亡的。

7. 红细胞的功能是什么?

正常红细胞的主要成分是血红蛋白（约占红细胞干重

的 90%）。故红细胞的功能也就是血红蛋白的功能，主要是运输氧气（O_2）。血红蛋白可以把肺部吸入的 O_2 运送到全身各组织中，同时再将细胞代谢后产生的二氧化碳（CO_2）运到肺部呼出。当贫血时，血红蛋白的浓度降低，不能将肺部吸入的 O_2 运送到全身组织，导致组织细胞缺氧，可以引起一系列的临床症状。

8. 什么叫血常规？

血常规也称为"血象"。过去血常规只包括红细胞计数、血红蛋白测定、白细胞计数及分类和血小板计数。随着自动化血细胞分析仪的普及和应用，现在的血常规也称为"血细胞分析"，因采用分析仪的类型不同，血细胞分析的内容由 12 项至 18 项不等。

9. 贫血常用的血象（血细胞分析）包括哪几项内容？

贫血常用的血象项目包括：血红蛋白测定、红细胞计数、白细胞计数和分类、血小板计数、网织红细胞计数、红细胞指数、红细胞体积分布宽度等。

10. 什么叫网织红细胞？

网织红细胞是尚未完全成熟的红细胞。用煌焦油蓝活体染色，可见这类红细胞的胞浆中有许多灰蓝色的点状或线状物，是红细胞胞核残存的线粒体或嗜碱性 RNA 物质。

11. 网织红细胞分为几型？

根据网织红细胞的不同发育阶段可将其分为 4 型。Ⅰ

型：嗜碱物质位于红细胞中央，为致密的线团状；Ⅱ型：细胞中央的线团状嗜碱物质结构开始松散；Ⅲ型：嗜碱物质呈不规则的枝点状散于红细胞浆内；Ⅳ型：嗜碱物质进一步减少，呈单独的点状或短丝状。

Ⅰ型和Ⅱ型网织红细胞存在于骨髓内，正常情况时周围血涂片中见不到Ⅰ型或Ⅱ型网织红细胞。正常人的血涂片中偶见Ⅲ型网织红细胞，主要见到的是Ⅳ型网织红细胞。

12. 红细胞指数包括哪些项目?

红细胞指数亦称红细胞参数平均值，包括平均红细胞体积（mean corpuscular volume，MCV）、平均红细胞血红蛋白（mean corpuscular hemoglobin，MCH）、平均红细胞血红蛋白浓度（mean corpucular hemoglobin concentration，MCHC）。

13. 红细胞指数测定有何临床意义?

红细胞指数测定主要是用于贫血的形态学分类（表1），可以作为医生寻找和确定贫血病因的参考。

表1　贫血的形态学分类

MCV（fl）	MCH（pg）	MCHC（g/L）	贫血类型
85~100	27~31	320~360	正常细胞性贫血
>100	>31	320~360	大细胞性贫血
<80	<27	320~360	小细胞性贫血
<80	<27	<320	小细胞低色素性贫血

14. 贫血的形态学分类有何临床意义?

贫血的形态学分类的临床意义在于:正常细胞性贫血常见于急性失血性贫血、溶血性贫血及再生障碍性贫血;大细胞性贫血多见于巨幼细胞性贫血、肝病性贫血及网织红细胞特别多的溶血性贫血;小细胞性贫血多为慢性病贫血;小细胞低色素性贫血多为缺铁性贫血、珠蛋白生成障碍性贫血和铁粒幼细胞性贫血。贫血患者先进行形态学分类,便于医师进一步选择相应的化验测定,以明确诊断。

15. 红细胞体积分布宽度的临床意义为何?

红细胞体积分布宽度 (red blood cell volume distribution width, RDW) 表示红细胞体积大小的分布情况。如上所述,正常红细胞的体积是在 85~100 飞升。如患者的红细胞体积过大或过小均会影响其分布的宽度。RDW 的测定对某些混合存在的贫血有一定的意义,由于贫血的诊断手段较多,RDW 的临床意义不是太大。

16. 什么情况下需要直接观察红细胞的形态?

某些特殊的红细胞形态对贫血的诊断有帮助。如球形红细胞对遗传性球形红细胞增多症、靶形红细胞对珠蛋白生成障碍性贫血和某些血红蛋白病、镰状红细胞对镰状细胞增多症、破碎红细胞对微血管病性溶血性贫血以及红细胞中心淡染区扩大对缺铁性贫血等均有意义。当怀疑这些贫血时,应该做红细胞涂片检查,观察红细胞的形态,以帮助验证贫血的诊断。

17. 正常红细胞的形态是怎样的？

正常红细胞呈双面凹陷、周边稍厚的圆盘状。红细胞内没有细胞核，故呈均匀的淡红色。红细胞的双凹陷形状表面积较球形表面积明显增大，有利于血红蛋白执行运输氧气的功能。其次，这种特殊的双凹陷形状使红细胞有较大的变形性，便于通过体内较细的毛细血管段或最小的脾窦微孔（直径约为 3 微米）。红细胞的平均直径是 7.5 微米，如果没有这种特殊的变形性，就无法通过这些狭窄的血管段或微孔。

18. 什么叫球形红细胞？

球形红细胞往往是由于细胞膜结构的异常，使细胞呈现球形，失去细胞中央的淡染区。球形红细胞体积较小，细胞直径短于正常红细胞，平均约为 6.4 微米，厚度增加，平均为 2.6 微米。染色深。这类球形红细胞见于遗传性球形红细胞增多症和免疫性溶血性贫血。

19. 什么叫靶形红细胞？

靶形红细胞酷似打靶用的靶子，在红细胞中央淡染区内又有一个染色深的地方。这是由于这类细胞体积减小，致使细胞表面积相对增多，多余的膜堆积在中央而形成靶心。靶形红细胞见于珠蛋白生成障碍性贫血和某些血红蛋白病。此外，在阻塞性黄疸时，由于血浆脂类代谢异常，游离的胆固醇和磷脂进入红细胞膜，膜面积增大，在细胞中央堆积形成靶形，在上述情况时血涂片中可见到靶形红细胞。

20. 什么叫镰形红细胞？

镰形红细胞呈镰刀状（或新月状），失去原来红细胞的双凹陷盘状。这是由于血红蛋白的基因突变，纤维状多聚体形成，其排列方向与细胞膜平行，且与细胞膜紧密地接触后使细胞变形的结果。这类镰形红细胞见于镰形细胞综合征（包括镰形细胞贫血和某些血红蛋白病）。

21. 什么叫贫血？贫血的标准是什么？

贫血是指外周血中单位容积内血红蛋白（Hb）的浓度、红细胞（RBC）计数及（或）红细胞压积（HCT）低于相同年龄、性别和地区的正常标准。一般认为在平原地区，成年男性 Hb<120 克/升、RBC<4.5×10^{12}/升及（或）HCT<42%，女性 Hb<110 克/升、RBC<4.0×10^{12}/升及（或）HCT<37%就可诊断为贫血。其中以 Hb 浓度降低最为重要。婴儿、儿童及妊娠妇女的血红蛋白浓度较成人低。久居海拔高地区居民的血红蛋白正常值较海平面居民的为高。同时应该注意，上述正常值是指正常血容量时而言，在妊娠、肝硬变或低蛋白血症、充血性心力衰竭或全身水肿时，血浆容量增加，血液被稀释，血红蛋白浓度降低，容易被误诊为贫血；在脱水或循环血容量减少时，由于血液浓缩，血红蛋白浓度增高，即使有贫血也不容易表

现出来。因此，在诊断贫血时，应考虑上述的影响因素。

22. 贫血会有哪些表现?

贫血患者由于体内红细胞数减少和血红蛋白浓度降低，组织器官缺氧，会出现一系列症状和机体的代偿。贫血的表现就是由组织缺氧和体内的代偿共同组成。贫血症状的轻重与贫血的程度及贫血进展的速度有关。多数人开始时仅感觉疲乏、无力，随着贫血的加重，逐步会出现多系统的症状，如心血管系统：活动后心跳加快、自觉心慌、气短，严重贫血时可出现心绞痛，甚至心力衰竭；神经系统：头痛、头晕、耳鸣、注意力不集中、嗜睡等；消化系统：食欲减退、腹胀、恶心等；泌尿生殖系统：多尿、夜尿次数多、女性月经失调、性欲降低等。贫血患者的体征主要是皮肤苍白、黏膜苍白、皮肤干燥、毛发无光泽等。

23. 如何判断贫血程度的轻重?

判断贫血程度轻重的最好办法是测定血红蛋白或红细胞压积而不是由症状的轻重来定，因为贫血的临床表现与机体对贫血的代偿状况有关。急性失血后贫血的患者由于机体尚未出现代偿，临床症状较为明显；而在慢性贫血患者，虽然贫血程度较严重，血红蛋白可能已达 50~60 克/升，由于机体已有代偿，患者可能仅有轻微的症状，故不能由患者的症状轻重来判断贫血的程度。

24. 贫血有几种？贫血如何进行分类？

贫血是临床上较为常见的症状。造成贫血的原因较复杂，可以是因为造血系统的疾病引起，也可以是其他各系统疾病的并发症，故在临床上应先进行贫血的分类，根据贫血的分类寻找病因。

贫血的分类方法有很多种，根据贫血发生时红细胞形态特点可分为：大细胞性贫血、正常细胞性贫血和小细胞低色素性贫血。根据病因和发病机制可分为：红细胞生成减少、红细胞破坏过多及失血三大类。按骨髓增生情况分为：增生性贫血、增生不良性贫血及骨髓细胞成熟障碍性贫血。

25. 如何根据红细胞的形态进行贫血的分类？

根据红细胞的形态，可将贫血分为 3 类：

（1）小细胞低色素性贫血：本病的特征为红细胞体积减小，血涂片可见红细胞大小不等，中心淡染区扩大，检测红细胞平均体积（MCV）小于 80 飞升，红细胞平均血红蛋白浓度（MCHC）小于 30%。属于此类贫血者有缺铁性贫血、铁粒幼细胞贫血及珠蛋白生成障碍性贫血（地中海贫血）等。

（2）大细胞性贫血：本病是指红细胞平均体积（MCV）>100 飞升，形态上红细胞体积增大（直径>10 微米）的一类贫血。这类贫血大多数是正常色素性的。引起的原因主要是叶酸及（或）维生素 B_{12} 缺乏的巨幼细胞贫血、溶血性贫血网织红细胞增多时，某些肝脏疾病、甲状腺功能减退者亦可出现大细胞贫血。

（3）正常细胞性贫血：本病是指平均红细胞体积（MCV）为 85～90 飞升，红细胞平均血红蛋白浓度（MCHC）为 32%～35%，红细胞形态、大小正常的一类贫血。引起此类贫血的主要疾病有：再生障碍性贫血、溶血性贫血、急性失血性贫血、脾功能亢进及肾功能衰竭性贫血等（表2）。

表2　贫血的细胞学分类

类型	MCV （fl）	MCHC （%）	常见疾病
大细胞性贫血	>100	32～35	巨幼细胞贫血
正细胞性贫血	85～100	32～35	再生障碍性贫血、急性失血性贫血、溶血性贫血
小细胞低色素性贫血	<80	<30	缺铁性贫血、铁粒幼细胞贫血、珠蛋白生成障碍性贫血

26. 如何根据病因及发病机制进行贫血的分类？

根据贫血的病因和发病机制的不同，可将贫血分为下列3类：

（1）红细胞生成减少：常见的原因是：①造血原料（主要是铁、叶酸或维生素 B_{12}）缺乏或补充不足，见于慢性失血、月经过多、消化道疾病及膳食摄入不足；如缺铁性贫血及营养性巨幼细胞贫血；②骨髓造血功能障碍：骨髓受到化学、物理或毒素的损伤，或癌细胞侵犯影响造血功能，如再生障碍性贫血、骨髓纤维化及骨髓病性贫血。

（2）红细胞过度破坏：见于先天性及后天获得性的溶血性贫血。

（3）失血性贫血：又分为急性及慢性失血（表3）。

表3　贫血的病因及发病机制分类

病因及发病机制	临床疾病
1. 红细胞生成减少	
（1）骨髓干细胞损伤或异常	再生障碍性贫血 纯红细胞再生障碍性贫血 骨髓增生异常综合征
（2）骨髓被异常组织浸润	白血病、骨髓瘤、转移癌等 骨髓纤维化 恶性组织细胞病
（3）细胞成熟障碍	
①DNA 合成障碍 ②Hb 合成障碍	巨幼细胞贫血 缺铁性贫血 珠蛋白生成障碍性贫血 铁粒幼细胞贫血
2. 红细胞破坏过多	
（1）红细胞内在缺陷	红细胞膜异常（遗传性球形红细胞增多症、椭圆形红细胞增多症、阵发性睡眠性血红蛋白尿症）

（续表）

病因及发病机制	临床疾病
	红细胞酶缺陷（葡萄糖-6-磷酸脱氢酶缺乏、丙酮酸激酶缺乏）
	血红蛋白异常（血红蛋白病、球蛋白生成障碍性贫血）
	卟啉代谢异常（遗传性红细胞生成性卟啉病、红细胞生成性原卟啉病）
（2）红细胞外因素	免疫性溶血性贫血（自身免疫性、新生儿免疫性、血型不合输血后、药物性）
	机械性溶血性贫血（创伤性、心源性、微血管病性、行军性血红蛋白尿症）
	其他（化学、物理、生物因素及脾功能亢进等）
3. 失血	急性失血后贫血
	慢性失血性贫血

27. 临床上常见的贫血病因是什么？

临床上贫血的病因大体上分为血液系统本身疾病所致和非血液系统疾病所致两大类。前者如上所述，是由红细胞生成减少、红细胞破坏过多及失血所致。非血液系统疾病引起的贫血包括：①各系统疾病导致的继发性贫血：如肝肾功能衰竭时由于纳差、失血或骨髓造血功能受抑及内分泌功能减退导致的造血功能低下等；②慢性病贫血：由于细胞因子的干扰，使体内的红细胞生成素产生减少及骨髓反应低下和铁利用障碍所致的贫血，常伴有免疫性疾病、感染性疾病和肿瘤。

28. 贫血对身体的危害是什么?

贫血时血液携氧能力减低,可使全身各系统器官功能受到危害。根据贫血的程度轻重、贫血时间的长短、患者的年龄及有无心、脑血管、肺等基础疾病而有不同程度的影响:

(1) 一般表现:乏力,严重贫血时还可伴有低热。

(2) 心血管系统:活动后心悸、心绞痛、心力衰竭,患者可有心脏杂音、下肢水肿及心电图改变。

(3) 神经系统:头痛、头晕、目眩、耳鸣、注意力不集中、失眠、晕厥等,部分严重贫血患者可出现神志模糊、痴呆症状。维生素 B_{12} 缺乏者常伴肢体麻木、感觉障碍等。

(4) 消化系统:食欲减退、腹胀、恶心较为常见。溶血性贫血患者可出现黄疸和脾脏肿大。

(5) 泌尿生殖系统:肾脏浓缩功能减退(多尿、夜尿增多)、性欲减低、女性月经不规则、月经量增多或减少。

29. 什么叫营养性贫血?

骨髓造血干细胞向各系分化、增殖等造血过程中,需要多种原料,其中最常见的有铁、叶酸、维生素 B_{12}、维生素 B_6、核黄素、泛酸、氨基酸、核苷酸及锌、铜等。大部分造血原料可由人体本身合成或提供,但在特殊情况及病理状态下会造成一些物质（尤其本身不能合成，完全靠饮食提供的一些物质）的缺乏，影响了正常的造血而出现的贫血称为营养性贫血。如缺铁性贫血，缺乏叶酸和（或）维生素 B_{12} 引起的巨幼细胞贫血等。

30. 哪些人容易患营养性贫血？如何预防营养性贫血？

营养性贫血好发于 1~2 岁的婴幼儿、生长发育期的青少年、生育年龄的妇女和老年人。

营养性贫血的预防措施主要包括：①加强营养知识的教育，如对 1 岁左右断奶前后的婴儿要及时增加辅食，保持进食食物的平衡等；②纠正偏食习惯及盲目地"减肥"或"降血脂"造成的营养不良；③改善烹调习惯，纠正由于"煮"、"炒"、"腌制"食物造成的营养缺乏。

二、缺铁性贫血

31. 什么叫缺铁性贫血?

缺铁性贫血是指由于体内贮存铁消耗殆尽,不能满足正常红细胞生成的需要时发生的贫血。人体内一般不会缺铁,因为老化红细胞破坏后的铁可以再被利用于造红细胞;正常人每天食物中的铁基本上与排出的铁维持平衡状态。只有在铁的需要量增加、铁的摄入不足及慢性失血等情况时,才会出现缺铁性贫血。

32. 缺铁为什么会引起贫血?

因为血红蛋白是由铁、卟啉环及珠蛋白构成的。铁是其中重要的部分,如果铁缺乏,血红蛋白就无法合成,红细胞的生成受到影响而发生贫血。

33. 引起缺铁性贫血的常见原因是什么?

引起缺铁性贫血的常见原因有:①铁摄入减少,如膳食摄入不足(偏食)、吸收减少(胃酸缺乏、胃部手术后);妇女及生长发育中的儿童、青少年需要量增多而铁补充不足;②铁丢失增多,包括胃肠道失血、肿瘤、胃、十二指肠溃疡、膈疝、胃炎(药物及毒素引起)、憩室炎、溃疡性结肠炎、局限性回肠炎、钩虫感染、痔、动静脉畸形、月经过多、多次献血、多次妊娠、慢性反复发作的血红蛋白尿（阵发性睡眠性血红蛋白尿症）、遗传性毛细血管扩张症、原发性肺含铁血黄素沉着症、止血凝血障碍性疾病或服用抗凝剂等。其中以胃肠道慢性失血和月经过多最为常见。

34. 哪些人容易患缺铁性贫血？

容易患缺铁性贫血的人包括：①1～2岁的婴幼儿常由于在断奶前后辅食的添加不够而致；②生长发育中的青少年有偏食习惯者，包括不愿食肉或不愿吃绿叶蔬菜者；③生育年龄的妇女由于月经量过多而致；④老年人牙齿脱落或不恰当地限制肉食而导致缺铁性贫血。

35. 缺铁性贫血的临床表现是怎样的？

缺铁性贫血的临床表现是由贫血、缺铁的特殊表现及造成缺铁的基础疾病所组成。贫血的常见症状是头晕、头痛、乏力、易倦、心悸、活动后气短、眼花、耳鸣等。缺铁的特殊表现有：口角炎、舌乳突萎缩、舌炎，严重的缺铁可有匙状指甲（反甲）、食欲减退、恶心及便秘。儿童生长发育迟缓或行为异常，表现为烦躁、易怒、上课注意力不集中及学习成绩下降。异食癖是缺铁的特殊表现，患者常无法控制地仅进食一种"食物"，如冰块、黏土、淀粉等。缺铁的体征包括皮肤黏膜苍白、毛发干枯、口唇角化、指甲扁平、失光泽、易碎裂，约18%的患者有反甲，约 10%缺铁性贫血患者脾脏轻度肿大；少数严重贫血患者可有视网膜出血及渗出。

36. 如何诊断缺铁性贫血？

缺铁性贫血的诊断除临床表现及有导致缺铁的病因外，主要依靠实验室检查，患者的血红蛋白水平男性低于 120 克/升，女性低于 110 克/升，MCV＜80 飞升，呈现小细胞低色素性贫血。还有血清铁水平低于 50 微克/分升，总铁结合力大于 360 微克/分升，血清铁蛋白低于 14 微克/升，即可诊断为缺铁性贫血。

37. 血清铁的测定方法及其临床意义？

血清铁的测定主要有双吡啶法和亚铁嗪法。双吡啶法用血量较多（1000 微升血清），测定时间较长，当血清铁浓度较低时有较好的敏感性。亚铁嗪法用血量少（200 微升血清），操作较为简便，检测迅速，敏感性较高，但容易受污染而影响结果。

血清铁的正常值为 70~150 微克/升。血清铁降低，常见于生理性铁需要量增加、各种慢性失血引起的铁丢失过多及铁摄入不足，如缺铁性贫血、急性感染、恶性肿瘤等。血清铁增高，常见于急性肝炎、恶性贫血、再生障碍性贫血、溶血性贫血等。血清铁水平不稳定，易受进食状况及其他生理情况的影响，故不能单用血清铁浓度来判断是否缺铁；将血清铁与总铁结合力比较，计算出的转铁蛋白饱和度更准确。

38. 什么叫总铁结合力?

总铁结合力是指患者体内转铁蛋白的总量。测定方法是:取一定量的血清标本,加入过量的铁,使之与血清中转铁蛋白结合并达到饱和。剩余的铁用轻质碳酸镁吸附除去,按血清铁的测定方法测定,并计算出转铁蛋白结合铁的量,即总铁结合力。正常值为 300~350 微克/分升。在缺铁性贫血时,总铁结合力升高,铁利用障碍性疾病(如慢性病贫血)总铁结合力不升高或有所降低。

39. 什么叫转铁蛋白饱和度?

转铁蛋白饱和度是指血清铁与转铁蛋白(总铁结合力)结合的比率。计算方法为:转铁蛋白饱和度(%)=血清铁/总铁结合力×100%。正常值为 30%~35%。转铁蛋白饱和度表示体内铁运转及利用状况。当铁缺乏时,血清铁降低,总铁结合力增高,转铁蛋白饱和度明显降低(<15%),是诊断缺铁性贫血的重要指标。转铁蛋白在15%~30%或>35%时,要结合临床考虑有铁利用障碍的情况。

40. 如何测定血清铁蛋白? 测定铁蛋白有何临床意义?

临床上测定铁蛋白的方法是用放射免疫法(RIA)或酶联免疫法(ELISA)。正常值依据每个实验室的方法而定。成人其血清铁蛋白低于 12~14 微克/升,就判断为缺铁。铁蛋白过高表示铁的利用有障碍,见于再生障碍性贫血、骨髓增生异常综合征及慢性病贫血。

41. 什么叫"反甲"?

缺铁性贫血患者指（趾）甲表现为缺乏光泽，变脆，变薄，易折断，重者变平，甚至中央凹陷两边翻起呈勺状，称为反甲。但反甲绝不是缺铁性贫血所特有，许多皮肤病，如真菌感染等，也会有类似病变。

42. 什么叫 Plummer-Vinson 综合征?

Plummer-Vinson 综合征病因不是很清楚，缺铁与本病关系密切，北欧的缺铁性贫血患者多有此表现。由于组织细胞内铁代谢障碍，皮肤黏膜细胞受损，食管上端出现环状蹼样物造成吞咽困难。部分患者咽部、食管发生炎症、溃疡，甚至疱疹。补充铁剂后症状可消失或减轻，严重者需用手术切除蹼状物。

43. 如何治疗缺铁性贫血?

缺铁性贫血的治疗原则是补充铁剂和治疗原发病。铁剂的补充治疗首选为口服制剂，每天服用元素铁 100～150mg 即可。常用的是亚铁制剂（琥珀亚铁或富马酸亚铁）。于进餐时或餐后服用，以减少药物对胃肠道的刺激。铁剂忌与茶同服，其他药物中的钙盐及镁盐亦可抑制铁的吸收，应避免同时服用。

44. 为什么治疗缺铁性贫血要首选口服铁剂?

因为肠道对铁的吸收率约为 10%，我们的肠上皮具有将人体不需要的多余铁形成铁蛋白存在肠上皮内、随着肠上皮的更新代谢排出体外的功能，故应该首选口服铁剂治疗缺铁性贫血，以避免吸收过多的铁。

45. 口服铁剂可能会有哪些不良反应？

口服铁剂后的不良反应主要是胃肠道反应。部分服铁剂的患者可能出现纳差、恶心、腹胀或腹泻等不适症状。停药后即会消失。

46. 服用铁剂时为什么要补充维生素 C?

维生素 C 是一种还原剂，可以帮助高价铁（Fe^{3+}）还原为低价的 Fe^{2+}，便于在肠内吸收，故在服用三价铁的铁剂时常同时加用维生素 C。

47. 服用铁剂时为什么不宜饮浓茶？

因为茶叶中的鞣酸盐和磷酸盐能与铁结合成不溶解的复合物，影响铁的吸收，故在服用铁剂治疗缺铁性贫血时最好不要同时服用浓茶。

48. 如果缺铁的患者实在不能耐受口服铁剂怎么办？

如果患者实在不能耐受口服铁剂，可改用胃肠外给药，常用的是右旋糖酐铁或山梨醇铁肌肉注射。由于肌肉注射的铁剂应该是 100% 的吸收，故用前要计算应补充的总量。计算的公式为：所需补充铁的 mg =（150-患者 Hb 克/升）×体重（千克）×0.33。用法：首次注射量应为 50

毫克，如无不良反应，第 2 次可增加到 100 毫克，以后每周注射 2~3 次，直到总剂量用完。

49. 肌肉注射铁剂有何不良反应？

约有 5%~13% 的患者于注射铁剂后可发生局部肌肉疼痛、淋巴结炎、头痛、头晕、发热、荨麻疹及关节痛等，多为轻度及暂时的。偶尔有患者（约 2.6%）可出现过敏性休克，会有生命危险，故给药时应有急救设备（肾上腺素、氧气及复苏设备等）。

50. 缺铁性贫血的疗程应该有多长？

服用铁剂的过程中除定期测定血红蛋白外，应该用血清铁蛋白来监测体内贮存铁量的恢复情况。在血红蛋白恢复正常水平后，还要等血清铁蛋白水平达 50 微克/升后才能停药。如果没有条件测定血清铁蛋白水平，则在血红蛋白恢复正常以后，继续服用铁剂 3 个月才能停药。故口服铁剂治疗缺铁性贫血的疗程应在 3 个月以上。如果用肌肉注射铁剂，将计算出的铁剂总量分成每周注射 2~3 次，每次 200 微克（一支的含量），直到总剂量用完。

51. "补血剂" 或含铁的食物能代替铁剂治疗缺铁性贫血吗？

市上出售的 "补血剂" 不一定都含有铁（除非包装上标明铁的含量），含铁食物（饼干、糖或饮料）中的铁含量一般不会太多，都不能代替铁剂治疗缺铁性贫血。

52. 缺铁性贫血治疗效果不佳的原因是什么？

有时缺铁性贫血用铁剂治疗效果不好的原因主要有：①造成缺铁的原因未去除，如出血未停止，铁剂不足以补充丢失的铁量；②铁剂补充剂量不足，因为铁剂的副作用或其他原因，患者未能服用足够的剂量；③患者同时有其他原因的营养性贫血存在，如巨幼细胞性贫血常与缺铁性贫血同时存在；④诊断有错误，患者不是缺铁性贫血。

53. 如何预防缺铁性贫血？

缺铁性贫血大多是可以预防的。主要是重视营养知识教育及妇幼保健工作。如改进婴儿的喂养，提倡母乳喂养和及时添加辅食，妊娠及哺乳期妇女最好能适当补充铁剂等。在钩虫流行区进行大规模的寄生虫防治工作，及时根治各种慢性消化道出血的疾病等。

54. 哪些食物中富含铁？

含铁丰富的食物有：瘦肉、动物内脏（如心、肝、肾等）、动物血、大豆制品、绿叶蔬菜等。动物肉类中的铁剂存在于肌红蛋白内，较容易被吸收。

55. 缺铁的患者服用铁剂是不是越多越好？

不是的。缺铁的患者在服用铁剂时最好用铁蛋白进行监测，当血清铁蛋白达 50 微克/升时就应停用，因为体内铁过多会以不能再利用制造血红蛋白的含铁血黄素形式存在于各脏器内，形成含铁血黄素沉着症，会影响器官的功能（特别是心、肝、肾的功能受影响）。

56. 铁中毒的表现为何？

慢性铁中毒会形成含铁血黄素沉着症已如上述。急性铁中毒在儿童最常见，由儿童误食铁剂所致。急性铁中毒开始的临床症状主要表现为恶心、呕吐、腹泻等消化道症状，随后可有呼吸困难、嗜睡甚至昏迷。如果得不到及时救治，可出现代谢性酸中毒、休克甚至死亡。治疗上主要应用去铁胺。此外，可给予碳酸氢钠纠正酸中毒，碱化尿液及其他对症治疗。

三、巨幼细胞贫血

57. 什么叫巨幼细胞贫血?

巨幼细胞贫血是由于细胞 DNA 合成障碍引起骨髓和外周血细胞异常的贫血。主要表现为细胞核和细胞浆发育不平衡,细胞体积增大,核较幼稚而胞浆发育较成熟,这种特殊形态改变称为"巨幼变"。"巨幼变"可同时发生于粒细胞系和巨核细胞系,故常表现为细胞全贫。

58. 为何叶酸缺乏会引起巨幼细胞贫血?

叶酸是维生素 B 族中的一种,在嘌呤和嘧啶核苷酸及 DNA 合成中起重要的辅酶作用。叶酸缺乏时,细胞内尿嘧啶脱氧核苷(dUMP)转化为胸腺嘧啶脱氧核苷(dTMP)受阻,DNA 合成障碍,易使染色体断裂,染色质疏松,细胞核发育停滞而造成细胞体积增大,无效造血,出现巨幼细胞贫血。

59. 为何维生素 B$_{12}$ 缺乏会引起巨幼细胞贫血?

维生素 B$_{12}$ 亦称钴胺,其生物功能有两种:一种是在高半胱氨酸合成甲硫氨酸中作为辅酶。此反应同时需要 N^5-甲基四氢叶酸参加,可帮助叶酸去甲基,产生的四氢叶酸是 DNA 合成中由尿嘧啶脱氧核苷（dUMP）变为胸腺嘧啶脱氧核苷（dTMP）重要的辅酶。维生素 B_{12} 缺乏时，N^5–甲基四氢叶酸不能转化为四氢叶酸，也影响了 dTMP 的产生，从而造成 DNA 合成障碍，出现巨幼细胞贫血。

第二种反应为促进甲基丙二酸辅酶 A 形成琥珀酰辅酶 A，如维生素 B_{12} 缺乏可影响丙酸盐合成，导致神经髓鞘磷脂的合成障碍，出现神经系统症状。

60. 哪些食物中富含叶酸？

叶酸广泛存在于植物制品中，绿叶蔬菜中含量尤为丰富，水果中（如柠檬、香蕉和瓜类等）、酵母和香菇中亦有大量叶酸存在，但叶酸可被过度烹煮而破坏，故蔬菜不宜过度烹煮。

61. 哪些食物中富含维生素 B_{12}？

主要在动物制品中富含维生素 B_{12}，如肝、肾、肉类、蛋类、牛奶及海洋生物中含量丰富。

62. 叶酸缺乏的病因为何？

叶酸缺乏的病因主要为：①摄入不足：叶酸每天的需要量为 200 微克，食物中缺少新鲜蔬菜、过度烹煮或腌制可使叶酸丢失，乙醇可干扰叶酸的代谢，酗酒者常会有叶酸缺乏，空肠段的疾病，手术切除空肠段及热带性口炎性腹泻均可导致叶酸的吸收不足；②需要量增加：如妊娠妇女、生长发育的儿童、青少年及慢性反复溶血、白血病、肿瘤、甲状腺功能亢进及长期慢性肾衰用血液透析的患者，叶酸的需要量都会增加，如补充不足就可出现叶酸缺乏；③药物影响：氨甲蝶呤、氨苯蝶啶、乙胺嘧啶、苯妥英钠、鲁米那、柳氮磺胺吡啶等药可抑制叶酸吸收或影响叶酸的代谢；④其他：先天性缺少5-10-甲酰基四氢叶酸还原酶患者。

63. 维生素 B_{12} 缺乏的病因为何？

维生素 B_{12} 缺乏的病因为：①摄入减少：人体每天维生素 B_{12} 的需要量仅为 0.5~1 微克，一般食物中的含量足够，但在绝对素食者、老年人及全胃切除患者会因胃酸及内因子分泌减少而影响维生素 B_{12} 的吸收；②内因子缺乏：主要见于萎缩性胃炎、全胃切除术后和恶性贫血患者；③回肠疾患或手术后，憩室及盲肠袢中的细菌滋生，鱼绦虫感染及严重的慢性胰腺炎患者可导致维生素 B_{12} 吸收障碍；④其他：先天性转钴蛋白Ⅱ缺乏、氧化亚氮（N_2O，俗称笑气）接触者。

64. 哪些人容易患巨幼细胞贫血？

如前所述，有偏食习惯的人、酗酒者、胃肠道疾患者及需要量增加（生长发育的婴儿、青少年及妊娠妇女）而又补充不足者均容易患巨幼细胞贫血。此外，溶血性贫血患者、用抗癌药治疗及服抗癫痫药的患者均容易伴随缺叶酸性巨幼细胞贫血。

65. 在我国是哪种巨幼细胞贫血最常见？

在我国，巨幼细胞贫血是以叶酸缺乏为主，山西、陕西、河南等山区缺少新鲜蔬菜或烹煮、腌制蔬菜等饮食习惯易使食物中的叶酸丢失。维生素 B_{12} 缺乏者较为少见，除非是老年人或素食者。恶性贫血在我国极为罕见。

66. 叶酸缺乏性巨幼细胞贫血的临床特点为何？

临床起病较缓，但在某些患者，如接触氧化亚氮者、ICU 或血液透析患者、妊娠妇女也有急性发作。表现为中度至重度贫血，除贫血症状外，可伴轻度黄疸、腹泻、纳差及舌面光滑、味觉消失。实验室检查为大细胞性贫血，伴白细胞和血小板减少者会有感染及出血倾向。

67. 维生素 B_{12} 缺乏性巨幼细胞贫血的临床特点为何？

除与上述叶酸缺乏性巨幼细胞贫血大致相同的表现外，可出现神经系统症状。表现为乏力、手足对称性麻木、感觉障碍、下肢步态不稳，小儿及老年人可表现为精神异常、无欲、抑郁、嗜睡或神经错乱，部分患者的神经系统症状可发生于贫血之前。

68. 叶酸测定的方法及测定的临床意义为何？

主要为放射免疫法和微生物法。放射免疫法具有操作较为简便的优点。微生物法具有批量测定、成本较低的优点，但操作较为复杂。血清叶酸的正常值是>3.0 纳克/毫升。血清叶酸水平易受食物中摄入量的影响，不能代表体内的实际情况，故应同时测定红细胞叶酸（红细胞叶酸的正常值是>100纳克/毫升），以判断是否确有缺乏。血清叶酸缺乏见于叶酸缺乏的巨幼细胞贫血、溶血性贫血及白血病、皮肤病等。血清叶酸增高见于恶性贫血或维生素B_{12}缺乏引起的巨幼细胞贫血。

69. 维生素 B_{12} 测定的方法及测定的临床意义为何？

测定的方法主要为放射免疫法和微生物法。血清中维生素 B_{12} 水平正常人为>100皮克/毫升。当维生素 B_{12} 缺乏时，除维生素 B_{12} 水平<90皮克/毫升外，常伴红细胞叶酸水平降低。血清维生素 B_{12} 增高见于恶性肿瘤或骨髓增生性疾病。

70. 什么叫口炎性腹泻？

本病病因不是很清楚，可能与细菌感染有关。主要在印度、东南亚及中美洲热带地区的居民或旅游者中发病。病理基础是患者空肠黏膜绒毛萎缩，吸收障碍，造成叶酸或者合并有维生素 B_{12} 缺乏。临床表现主要是腹泻、呕吐及发热等症状，常伴有严重营养缺乏、体重下降、虚弱无力和巨幼细胞贫血。除用四环素或其他抗生素治疗外，根据血清叶酸或维生素 B_{12} 水平给予补充叶酸和维生素 B_{12}，并需要维持治疗6个月。

71. 什么叫恶性贫血？

由于内因子缺乏，肠道不能吸收维生素 B_{12} 而造成的巨幼细胞贫血。分普通成人型和遗传型两种。在成人型，内因子缺乏的原因是由于消化道黏膜萎缩，内因子分泌减少而致。遗传型为幼年起病，胃肠黏膜正常，胃酸分泌正常，只有内因子分泌缺陷，其父母及兄弟姐妹中有可能出现同样的内因子缺乏。临床表现与维生素 B_{12} 缺乏的巨幼细胞贫血相同，常伴有神经系统症状。维生素 B_{12} 吸收试验为吸收障碍可确诊本病。

72. 什么叫内因子？

内因子是一种耐碱不耐热的糖蛋白，由胃底黏膜壁细胞分泌。分子量约为 $50\sim60kD$。内因子与维生素 B_{12} 结合后，使其不易被蛋白酶水解及细菌所利用，可帮助维生素 B_{12} 顺利地在回肠被吸收。全胃切除或恶性贫血患者体内内因子完全缺乏，会影响维生素 B_{12} 的吸收。

73. 什么叫内因子抗体？

目前已知有两种内因子抗体：①阻断抗体：也称 I 型抗体，能阻碍内因子与维生素 B_{12} 结合，影响维生素 B_{12} 的吸收；②结合抗体：也称 II 型抗体，能与内因子-维生素 B_{12} 复合体结合，影响维生素 B_{12} 在回肠末端的吸收。某些免疫性疾病，如甲状腺功能减退、萎缩性胃炎及糖尿病等，体内也会同时存在内因子抗体。

74. 如何诊断叶酸缺乏性巨幼细胞贫血？

根据病史及临床表现，血象呈大细胞性贫血（MCV>

100 飞升），中性粒细胞分叶过多（5 叶者占 5% 以上或有 6 叶者）就考虑有巨幼细胞贫血的可能。确定为叶酸缺乏引起还需要测定血清叶酸（<3 纳克/毫升）及红细胞叶酸（<100 纳克/毫升），或进行诊断性治疗，以帮助确诊。

75. 什么叫中性粒细胞分叶过多？

中性粒细胞分叶过多是巨幼细胞贫血中有特异性的细胞形态学改变。正常情况下，中性粒细胞分叶为 3~4 叶，90% 的巨幼细胞贫血患者血涂片中性粒细胞的分叶过多，如 5 叶者>5% 或有 1 个 6 叶以上的中性粒细胞，可诊为中性粒细胞分叶过多。

76. 如何诊断维生素 B_{12} 缺乏性巨幼细胞贫血？

如上所述，疑有维生素 B_{12} 缺乏的巨幼细胞贫血，需测定维生素 B_{12} 水平（<100 皮克/毫升）及血清叶酸（升高）、红细胞叶酸（<100 纳克/毫升），以帮助确诊。

77. 如何诊断恶性贫血？

恶性贫血的诊断除维生素 B_{12} 缺乏性巨幼细胞贫血的步骤外，还应有内因子抗体（阻断抗体）阳性及维生素 B_{12} 吸收实验（Schilling 试验）证实因缺乏内因子影响了维生素 B_{12} 的吸收。

78. 如何进行维生素 B_{12} 吸收试验？

维生素 B_{12} 吸收试验主要用来判断维生素 B_{12} 缺乏的病

因。方法是：给患者肌肉注射维生素 B_{12} 1000 微克，1 小时后口服 [57] Co 标记的维生素 B_{12} 0.5 微居理，收集 24 小时尿，测定尿中 [57] Co 维生素 B_{12} 的含量。正常人 $>8\%$，巨幼细胞贫血患者及维生素 B_{12} 吸收不良者 $<7\%$，恶性贫血患者 $<5\%$。如在 5 天后重复此试验，同时口服内因子 60mg，尿中 [57] Co 维生素 B_{12} 的排出量恢复正常，表示患者的维生素 B_{12} 缺乏是由于内因子缺乏，否则是其他原因所致。如果给患者服用抗生素 7~10 天后试验得到纠正，表示维生素 B_{12} 的吸收障碍是由于肠道细菌过量繁殖所致。此试验结果与尿量有关，准确收集 24 小时的尿量及事先了解试验者的肾功能是否正常非常重要。

79. 巨幼细胞贫血患者为什么一定要做骨髓穿刺检查？做骨髓穿刺检查是否会对患者不利？

巨幼细胞贫血的诊断一定要有骨髓涂片的证实。因为大细胞贫血或全血细胞减少需与其他骨髓疾病相鉴别，如再生障碍性贫血、骨髓增生异常综合征、低增生性白血病等，只有从骨髓检查上才能进行区别。故巨幼细胞贫血患者一定要进行骨髓穿刺检查。

一般骨髓穿刺是采集患者髂骨后上棘骨头突出部位的骨髓。在严格消毒的情况下进行无菌操作，经局部麻醉后用骨穿针穿刺采取 0.2~0.5 毫升骨髓进行涂片检查。这个部位取骨髓较安全，操作后按压 5 分钟不会再出血，更不会影响走路和其他活动。故只要操作正确，不会对人产生任何有害影响。

80. 巨幼细胞贫血应与哪些疾病相鉴别？

巨幼细胞贫血应与其他大细胞性贫血及全血细胞减少的贫血相鉴别：

（1）再生障碍性贫血：主要鉴别方法是依靠骨髓涂片和骨髓活检。再生障碍性贫血患者的骨髓象是增生低下，淋巴细胞比例增高，脂肪细胞增多取代造血细胞。

（2）骨髓增生异常综合征：主要表现为贫血，外周血白细胞和血小板减少，骨髓红系细胞亦有不同程度的巨幼样的改变，但骨髓增生异常综合征的最大特征是一系或二系以上骨髓细胞的病态造血。

（3）溶血性贫血：当溶血性贫血伴网织红细胞增多时，可表现为大细胞性贫血，同时少数患者的确合并有叶酸缺乏，患者应有明显的溶血特征，如网织红细胞增多，间接胆红素明显上升，外周血涂片中可见有红细胞的破坏。骨髓细胞红系增生活跃，中、晚幼红细胞明显增生而无巨幼改变等，均可鉴别。

81. 如何治疗叶酸缺乏性巨幼细胞贫血？

治疗叶酸缺乏性巨幼细胞贫血的原则是：①治疗造成叶酸缺乏的基础疾病，去除病因；②营养知识教育，纠正偏食及不良烹饪习惯；③补充叶酸：口服叶酸 5~10 毫克，每天 3 次，胃肠道不能吸收者可肌肉注射四氢叶酸钙 5~10 毫克，每天 1 次，直至血红蛋白恢复正常。

82. 如何治疗维生素 B_{12} 缺乏性巨幼细胞贫血?

治疗维生素 B_{12} 缺乏性巨幼细胞贫血的原则是: ①治疗造成维生素 B_{12} 缺乏的基础疾病, 去除病因; ②纠正偏食 (素食) 的习惯; ③补充维生素 B_{12}: 肌肉注射维生素 B_{12} 100 微克, 每天 1 次, 直到血红蛋白恢复正常。

83. 如何治疗恶性贫血?

如证实系恶性贫血患者, 需要终生采用维生素 B_{12} 的补充治疗。方法是在用维生素 B_{12} 补充治疗血红蛋白恢复正常以后, 逐渐减少维生素 B_{12} 的用量, 如维生素 B_{12} 100 微克, 每 2 天 1 次→每周 1 次→每 2 周 1 次→每月 1 次, 终生应用, 以维持血红蛋白在正常水平。

84. 什么叫诊断性治疗?

根据病史、体格检查、血常规检查及骨髓涂片检查后, 考虑为巨幼细胞贫血时, 因实验条件不能进行叶酸和维生素 B_{12} 水平的检测, 可给予试验性治疗。方法为: 叶酸 0.2~0.4 毫克/天口服, 维生素 B_{12} 1~2 微克/天肌肉注射, 共 10 天。如果有网织红细胞增多、血象上升的趋势, 应考虑为营养性巨幼细胞贫血。生理剂量的叶酸 (或维生素 B_{12}) 只对叶酸 (或维生素 B_{12}) 缺乏的患者有效, 对维生素 B_{12} (或叶酸) 缺乏者无效。用这种方法还可将这二者区别开。

85. 治疗巨幼细胞贫血过程中应注意的是什么？

巨幼细胞贫血患者在治疗过程中应注意的是：

（1）最好是按照缺什么补充什么的原则，如弄不清是叶酸还是维生素 B_{12} 缺乏，可同时补充叶酸及维生素 B_{12}，千万不要对单纯维生素 B_{12} 缺乏的患者单用叶酸治疗，因为叶酸的代谢需要维生素 B_{12} 的加入。维生素 B_{12} 缺乏时单用叶酸治疗，会加重维生素 B_{12} 的负担，常因此导致贫血加重或出现神经系统症状。

（2）对严重的巨幼细胞贫血患者补充叶酸或维生素 B_{12} 治疗后，要警惕低钾血症的发生，因为在患者贫血恢复的过程中大量的血钾进入新生成的细胞内，导致低血钾的出现。对老年患者和有心血管疾患及进食少的患者，应特别注意要及时补充钾盐。

四、溶血性贫血

86. 什么叫溶血性贫血?

正常成年人的骨髓代偿能力可达平时造血的 6~8 倍。当由于各种原因使红细胞过早破坏、寿命缩短（即溶血）时，一般不会引起贫血。只有在红细胞破坏的速度明显超过骨髓的代偿能力，即骨髓代偿增生的红细胞数量不足以补偿红细胞的破坏数量时出现的贫血，称为溶血性贫血。

87. 如何测定红细胞的寿命?

目前临床是用 ^{51}Cr 标记红细胞来测定红细胞寿命，其原理为：用 ^{51}Cr 标记红细胞，6 价阳离子的 ^{51}Cr 能穿透红细胞膜，与红细胞内血红蛋白的珠蛋白结合，基本上可不改变其在体内原有特性。因此，可观察同位素标记的红细胞在血液循环中的消失情况，从而得知红细胞的寿命，^{51}Cr 浓度降低越快，说明红细胞破坏消失越快，其寿命越短。

用 ^{51}Cr 标记红细胞测定红细胞寿命由于是测定 ^{51}Cr 在红细胞的放射性减少一半的时间为其半衰期，故称 ^{51}Cr-红细胞半寿命，正常值为（28±2.7）天。

88. 测定红细胞半衰期的临床意义为何?

溶血性贫血时红细胞半寿命明显缩短是溶血性贫血的

一种直接证明。测定红细胞半衰期的同时也知道了红细胞破坏的场所，若脾区放射性物质浓度过高表示脾脏为红细胞破坏的主要场所，肝区放射性物质浓度过高则表示肝脏为红细胞破坏的主要场所。如测得红细胞主要是在脾区破坏，则施行脾切除手术治疗溶血性贫血可能获得良好的效果。

89. 溶血性贫血如何分类？

按溶血的性质可将溶血性贫血分为：①红细胞内在缺陷；②红细胞外因素所致两大类。按溶血的场所可将溶血性贫血分为：①血管内溶血；②血管外溶血两类。

临床上常不容易将红细胞内外因素或血管内外溶血截然分开，因为红细胞内在缺陷引起的溶血可以是在外来因素的影响下发生的溶血，而血管内外溶血也常是混淆存在的。

90. 红细胞内在缺陷的溶血性贫血包括哪些疾病？

红细胞内在缺陷的溶血性贫血常是先天遗传性的，是由于红细胞本身内在的缺陷所致。包括：①红细胞酶缺陷；②血红蛋白异常和珠蛋白生成障碍性贫血；③红细胞膜异常：包括各类先天遗传性膜异常疾病和后天获得的阵发性睡眠性血红蛋白尿症。

91. 哪些外在因素可以引起溶血性贫血？

红细胞外因素引起的溶血性贫血属后天获得性的贫

血。包括：①免疫性溶血性贫血，包括新生儿溶血及自身免疫性溶血性贫血；②微血管性溶血性贫血；③药物、化学及生物等所致的溶血性贫血。

92. 什么叫血管内溶血？

某些溶血性疾病，由于红细胞形态和结构的异常，在进入血液循环后很容易遭受补体攻击在血管内溶解，红细胞内的血红蛋白在溶解后游离出来与血浆中的结合珠蛋白相结合，当游离血红蛋白量超过结合珠蛋白的结合能力则以 α-β 二聚体形式出现在尿液中，即血红蛋白尿，这种溶血称为血管内溶血。

93. 什么叫血管外溶血？

老化的红细胞和某些先天性红细胞膜缺陷的溶血性疾病患者红细胞的正常结构发生了变化，红细胞的变形性降低，容易被肝、脾内的巨噬细胞辨认、扣留及吞噬。红细胞的破坏场所主要在肝脾的单核-巨噬细胞内，故称为血管外溶血。这类患者在临床上常会出现巩膜黄染和脾脏肿大。

94. 溶血性贫血为何会出现黄疸？

红细胞破坏后，释放出过多的血红蛋白，血红蛋白经过一系列氧化、还原等过程，最终产生胆红素。由于肝细胞结合胆红素的能力有限，胆红素不能全部和肝脏的葡萄糖醛酸结合，未结合的胆红素（又称间接胆红素）在血浆中的含量显著增多，故皮肤和巩膜会出现黄疸。

95. 溶血性贫血为什么会出现脾大?

溶血性贫血时，特别是血管外溶血时患者的红细胞主要在肝脾的单核-巨噬细胞系统内破坏（扣留及吞噬）。脾脏是主要的破坏场所，时间久了，脾脏会有肿大。

96. 溶血性贫血时网织红细胞为什么会增高?

溶血性贫血时，由于红细胞破坏速度加快，引起多种机制反馈性的刺激骨髓造血活力加强，使本应在骨髓内的网织红细胞，加快释放到外周血液循环中，网织红细胞在血液循环中的百分比增高可达数倍，甚至数十倍，成为溶血性贫血诊断的可信指标之一。

97. 什么叫血红蛋白尿?

当血管内溶血发生时，红细胞破坏后游离释放进入血浆中的血红蛋白量也明显增加，超越了结合珠蛋白所能结合的量，血浆中存在多余的游离血红蛋白分离成为分子量小的二聚体 $\alpha-\beta$，容易从肾小球滤出，出现在尿中，称为血红蛋白尿。血红蛋白尿的出现提示有严重的血管内溶血。血红蛋白尿的颜色与肾脏排泄血红蛋白量的多少有关，可以呈现为"啤酒样"、"浓茶样"或"酱油色"。

98. 什么是机械性溶血?

机械性溶血性贫血是指红细胞在血管内循环时，受到某种外来的打击力，轻者红细胞膜部分丢失或膜发生变化，遂被单核-巨噬细胞系统辨认并吞噬；重者则使红细胞在血管内直接破碎或破裂引起溶血。因此，机械性溶血既可有血管内溶血、又可有血管外溶血。

99. 哪些疾病会发生机械性溶血?

发生机械性溶血的疾病有：①行军性血红蛋白尿：如长行军时脚掌跖部反复剧烈地接触硬物，使毛细血管内红细胞受到撞击损伤发生血红蛋白尿及血管内溶血；②创伤性心源性溶血性贫血是指心脏瓣膜和大血管疾病发生异常血液动力学改变，如主动脉瓣、二尖瓣病变及瓣膜的置换术后、创伤性动静脉瘘等，在病变部位形成剪切力，使红细胞在通过时造成机械性损伤而发生溶血；③微血管病性溶血性贫血是由于不同的病因引起微小血管损伤、或血管纤维素沉积、或血栓形成导致血管管腔狭窄，红细胞强行通过时因推挤、摩擦、撕裂而破坏。见于恶性高血压、妊娠子痫、肾移植排异反应、弥散性血管内凝血、溶血性尿毒症综合征等。

100. 溶血时测定结合珠蛋白的意义何在?

血浆结合珠蛋白能清除血液循环中游离的血红蛋白，因此，当急性溶血时血浆中结合珠蛋白的含量会明显减少，甚至低到测不出的程度，以此判断是否有急性血管内溶血的发生。

101. 溶血性贫血的临床表现是怎样的?

除具有贫血所导致的临床症状与体征，如乏力、心悸、气短、体位性头晕、面色苍白等外，急性溶血常突然发病，出现背痛、胸闷、发热，甚至发生周围循环衰竭、少尿、无尿及急性肾功能衰竭。慢性溶血时，常有不同程度的肝、脾肿大和黄疸。从幼年即发病的患者，可有胆红素形成的胆石症和颅骨变形，少数患者可有小腿慢性溃疡。慢性溶血病常可因某种诱因而使病情加剧，出现"溶血危象"。遗传性溶血性贫血患者常有类似的家族疾病史。

102. 什么叫"溶血危象"?

溶血危象系慢性溶血性贫血患者在急性发作时，骨髓呈现的"再生障碍"现象。血象可以表现为全血细胞减少，骨髓增生低下。往往在急性期过后可自行恢复。

103. 什么叫遗传性球形红细胞增多症?

遗传性球形红细胞增多症是一种遗传性溶血病，其主要病因是红细胞膜蛋白的基因缺陷导致红细胞膜蛋白的组成和结构异常。患者外周血涂片中可见较多失去双凹形的球形红细胞。患者临床表现为慢性血管外溶血、黄疸、脾大和骨髓红系造血代偿性增生。

104. 如何诊断遗传性球形红细胞增多症?

目前国内对遗传性球形红细胞增多症的诊断标准是:

（1）有阳性家族史，患者外周血涂片中可见到失去正常双凹盘形呈球形的红细胞，其数量>10%、伴红细胞渗透脆性增加或红细胞膜蛋白电泳异常可证实。

（2）上述条件中没有阳性家族史的，需要排除免疫性溶血性贫血、不稳定血红蛋白病等原因所致的球形红细胞增多的疾病后方可诊断。

（3）若有阳性家族史，但外周血涂片中球形红细胞数≤5%，需做其他检查，如红细胞渗透脆性试验、酸化甘油溶解试验及扫描电镜观察等加以证实。

105. 如何治疗遗传性球形红细胞增多症？

脾切除是减轻遗传性球形红细胞增多症的最有效的方法。因为失去正常双凹盘形形态的球形红细胞的主要破坏场所是在脾脏，虽然脾切除后红细胞膜的缺陷病变并未得到完全解决，球形红细胞增多也依然存在，但病情可得到缓解。

106. 什么是红细胞渗透脆性试验？

红细胞渗透脆性试验的原理是测定红细胞在不同的低渗盐水溶液内从开始溶血到完全溶血时的盐水界限浓度。我们知道红细胞膜是一个生物半透膜，对低渗盐水的抵抗力较大，在低渗溶液中红细胞吸水后逐渐膨胀时的体积大约可增加70%，若超过此界限红细胞即开始胀破而溶血。而球形红细胞失去了正常的双凹盘形形态，对低渗盐水的抵抗力变小，吸水膨胀能力小，红细胞膜的脆性显著增加，少量水进入细胞内就可使细胞胀破，发生溶血。

正常红细胞开始溶血的盐水浓度为 0.42% ~ 0.46%，完全溶血的盐水浓度为 0.28% ~ 0.32%。遗传性球形红细胞增多症患者大多数开始溶血的盐水浓度为 0.52% ~ 0.72%，完全溶血的盐水浓度为 0.40%。红细胞渗透脆性试验方法不够敏感，要求试验盐水的浓度及取血量比较准确，有些病例用此方法查不出来，还需做其他的试验。

107. 什么是酸化甘油溶血试验？

酸化甘油溶血试验（AGLT）是通过红细胞在一定浓度的甘油试剂中溶解速度的不同，以此作为对遗传性球形红细胞增多症的筛选试验。正常值：溶解率在 50% 时的时间（AGLT50）> 30 分。遗传性球形红细胞增多症的病人中 AGLT50 一般在 25 ~ 150 秒之间，较正常人明显缩短，本试验较盐水渗透脆性试验的敏感性高，在一些不典型病例及继发性球形红细胞增多症也呈现阳性结果。

108. 什么是遗传性椭圆形红细胞增多症？

遗传性椭圆形红细胞增多症系先天性的疾病，表现为周围血中椭圆形红细胞增多，其发病机制尚未阐明，但其基本缺陷是红细胞膜的骨架蛋白的异常，如膜收缩蛋白 α 链及 β 链的异常，使膜收缩蛋白的二聚体不能自联为四聚体。正常情况下膜收缩蛋白主要以四聚体形式存在，只有四聚体才能与膜动蛋白相交联，维持膜骨架的稳定。其他如区带 4.1、4.9 蛋白或糖蛋白 C、区带 4.9 蛋白等减少或缺如，均导致红细胞膜的变形能力减低，稳定性差，易在一定机械力下破碎。

109. 如何诊断遗传性椭圆形红细胞增多症?

遗传性椭圆形红细胞增多症可分遗传性和获得性，诊断主要依靠形态学。凡在外周血涂片中见到成熟红细胞形状呈卵圆形、椭圆形、棒形或腊肠形，其横径与纵径之比<0.78，这类细胞的数量>25%，并有家族遗传史者，可诊断为遗传性椭圆形红细胞增多症。正常人的成熟红细胞也可有少数（<5%）为椭圆形，最多不应超过15%。

110. 如何治疗遗传性椭圆形红细胞增多症?

遗传性椭圆形红细胞增多症的治疗原则是：无症状或仅有轻度贫血的患者不需治疗。如果有明显溶血性贫血者应做脾脏切除。脾切除后，虽然椭圆形红细胞依然存在，但溶血可停止或减轻。

111. 什么叫口形红细胞增多症?

口形红细胞是红细胞中从苍白区呈狭窄的裂缝，缝的边缘清楚，像微张开的鱼口而得名。正常人外周血中也可见到少量口形红细胞，如超过5%~10%，称为口形红细胞增多症。

112. 口形红细胞是如何形成的?

口形红细胞形成的确切机制尚不十分清楚。其主要改变是红细胞内钠含量显著增多，虽然细胞膜的钠-钾泵显著增加，亦不能使钠的内漏减少。细胞呈现肿胀、增大。另一方面，由于钠-钾泵增强，ATP 的利用增加，葡萄糖的消耗增加、细胞内乳酸堆积，细胞内的钠钾比例失调，均是口形细胞形成的因素。

113. 临床上哪些疾病可见到口形红细胞增多?

在遗传性口形红细胞增多症、Rh 抗原缺乏症及继发性口形红细胞增多症（包括急性酒精中毒、肿瘤、心血管疾病、肝胆疾病和某些药物如长春碱、氯丙嗪、秋水仙碱等治疗后）可以见到口形红细胞增多。

114. 遗传性口形红细胞增多症的临床表现为何? 如何诊断及治疗?

遗传性口形红细胞增多症的溶血程度轻重不一，轻者仅有红细胞口形变化而无临床表现，仅在家系调查中发现。重者可有面色苍白、黄疸、肝脾大等溶血性贫血的症状与体征。

血涂片中或在相差显微镜下口形红细胞增多（≥10%），有家族史，可确定为遗传性口形红细胞增多症。

对于轻型患者无需治疗，重者伴有严重的溶血者均建议切脾。本病的预后一般较好。

115. 什么是阵发性睡眠性血红蛋白尿症?

本病首例报道是在 1866 年，患者在夜间出现血红蛋白尿，所以称为阵发性夜间血红蛋白尿症，后来发现患者血红蛋白尿不一定在夜间出现，而常常在睡眠之后，与睡眠有一定的关系，改称为阵发性睡眠性血红蛋白尿症（PNH）。但是实际上不少患者未必与睡眠或昼夜变化有关，更多的常常是在感冒、劳累或其他因人而异的诱因下加重。现在认为阵发性睡眠性血红蛋白尿症是一种病因尚不明确的、后天获得性的造血干细胞异常的疾病。患者的红细胞具有膜的病变，这些具有膜病变的成熟红细胞对补体敏感而易于溶解，导致血管内溶血。

116. 阵发性睡眠性血红蛋白尿症的溶血机制？

阵发性睡眠性血红蛋白尿症（PNH）主要是由于红细胞膜的内在缺陷，使患者的红细胞膜易于遭受补体的攻击而溶解破坏。

PNH 红细胞之所以对补体敏感的原因是：①红细胞表面结合 C3b 多。在补体激活的情况下，PNH 红细胞表面的 C3b 不易被 C3b 灭活物灭活。其结果是结合到红细胞膜表面的 C3b 分子越多，红细胞摄取 C5、C6 的量也越大，容易显示膜攻击复合物的溶解破坏作用；②PNH 红细胞表面能结合更多的 C3b 的另一原因是由于红细胞膜表面缺乏一种膜蛋白，称 C3 转化酶衰变加速因子（DAF，CD_{55}）及膜攻击物抑制因子（MACIF，CD_{59}）；③PNH 红细胞膜本身存在的内在弱点，可被自身补体溶解破坏；④其他：红细胞膜同时还有内在和外在众多的原因使 PNH 红细胞易于溶解破坏。

117. 阵发性睡眠性血红蛋白尿症的临床表现是怎样的?

阵发性睡眠性血红蛋白尿症的临床表现主要是:①贫血:多数患者的贫血是缓慢发生和逐渐加重的;②血红蛋白尿:血红蛋白尿的严重程度和发作时间因人而异。血红蛋白尿的发作常会有诱因,如感染发热、受凉、劳累、情绪波动或应用某些药物、食用某些食物等;③出血:由于血小板减少而伴有出血倾向,包括鼻衄、牙龈出血、皮肤瘀斑及女性患者月经量增多;④体征常有黄疸及脾脏肿大;⑤其他:急性溶血的症状及血栓形成等。

118. 如何诊断阵发性睡眠性血红蛋白尿症?

临床怀疑有 PNH 时,应多次进行实验室的检查加以证实。酸化血清溶血试验、糖水溶血试验、蛇毒因子溶血试验、尿含铁血黄素或尿潜血试验中任何两项试验检查各有一次阳性者即可诊断 PNH。若四项实验室检查中只有一项阳性,则需具备下述条件:①两次以上阳性;②具有网织红细胞增多、骨髓红细胞系增生活跃、血浆游离血红蛋白增多、间接胆红素增高、^{51}Cr 红细胞半寿命测定缩短等直接及间接反映溶血的指标中的两项;③能排除免疫性溶血性贫血、药物性溶血性贫血及其他增生性贫血或溶血性疾病者,方可诊断阵发性睡眠性血红蛋白尿症。近年来采用流式细胞仪测定 CD_{55}^{-} 及 CD_{59}^{-} 细胞可帮助诊断 PNH。正常人的血细胞 95%以上为 CD_{55}^{+} 及 CD_{59}^{+}。

119. 什么叫酸化血清溶血试验?

正常人红细胞与其自身酸化的血清混合,孵育 1 小时,不会发生溶血现象,PNH 患者的红细胞膜结构异常,补体在酸性环境下易被激活,使 PNH 细胞产生酸溶血现象,称为酸化血清溶血试验。

120. 什么是蛇毒因子溶血试验?

蛇毒因子(cobra factor CoF)是从眼镜蛇毒液中提纯的一种低毒性,高分子量蛋白质,分子量为 144,000。研究发现,蛇毒因子能直接激活血清中的补体 3(C3),进而激活补体末端部分(C5~C9),使 PNH 的红细胞发生溶解。利用此原理设计的试验称为蛇毒因子溶血试验。

121. 什么叫糖水试验?

等渗低离子强度的糖水与红细胞一起孵育后,可加强补体与红细胞膜的结合。正常人和其他溶血性贫血患者不受其影响,结果是阴性。阵发性睡眠性血红蛋白尿症患者的红细胞对补体敏感,会导致溶血,故糖水试验为阳性反应。

122. 尿潜血及含铁血黄素尿检查的意义为何?

尿潜血是指从尿液中查到血红蛋白,是血红蛋白尿的最直接证据。若在尿沉渣中能查到含铁血黄素,则说明近期内曾有过血红蛋白尿。这是因为肾小管上皮细胞从尿液中摄取的血红蛋白，经代谢后转为含铁血黄素，再随肾小管上皮细胞脱落，出现在尿沉渣之中。因此，尿沉渣中能查到含铁血黄素是患者有血管内溶血的有力证据。

123. 阵发性睡眠性血红蛋白尿症在临床上应与哪些疾病相鉴别？

阵发性睡眠性血红蛋白尿症除因溶血需与其他溶血性贫血相鉴别外，还因为血象往往呈现全贫需与再生障碍性贫血和骨髓增生异常综合征等相鉴别。

124. 如何治疗阵发性睡眠性血红蛋白尿症？

治疗阵发性睡眠性血红蛋白尿症的原则是：①减轻溶血的发作（或血红蛋白尿的发作）：用肾上腺皮质激素，血红蛋白尿减轻或停止后即逐渐停用；②贫血的对症治疗：雄激素刺激骨髓红系增生，补充铁剂及叶酸，严重贫血患者可输洗涤后的红细胞；③并发症的处理：对不同并发症（感染、胆结石、血栓形成及肾功能衰竭等）给予相应的治疗。

125. 阵发性睡眠性血红蛋白尿症患者为什么只能输洗涤过的红细胞？

PNH 红细胞膜上的缺陷使其对血清中的补体溶解作用异常敏感，从而导致红细胞易溶解破坏。PNH 患者输入全血后，由于存在于全血中的白细胞与血小板表面的 HLA 抗原，激活了处于血液中的补体前期成分。这种被激活的成分一方面攻击 PNH 红细胞使其溶解破坏；另一方面也可激活补体的残余部分，使致敏的红细胞溶解。因此给 PNH 患者最好输洗涤过的红细胞或去血浆的红细胞，避免溶血加重。

126. 什么叫血红蛋白病？

血红蛋白由珠蛋白和血红素组成，其珠蛋白部分是由两对不同的珠蛋白链（α 链和 β 链）组成的四聚体。若珠蛋白基因发生突变，珠蛋白合成的量或质出现异常，导致血红蛋白的结构异常，称为血红蛋白病。

127. 血红蛋白病是如何分类的？

根据血红蛋白中珠蛋白链的量和质的不同，可将血红蛋白病分为两大类：①珠蛋白生成障碍性贫血（亦名地中海贫血）：由于珠蛋白链生成的量不足所致；②异常血红蛋白病：由于珠蛋白链分子结构异常所致。

128. 如何诊断珠蛋白生成障碍性贫血？

珠蛋白生成障碍性贫血的诊断标准是：

（1）重型者可有贫血、黄疸及肝脏肿大。轻型者症状较轻或无症状。

（2）实验室检查：呈小细胞低色素性贫血，网织红细胞增多，可见靶形红细胞，血红蛋白电泳 $HbA_2 > 3.5\%$、HbF 增加或 Hb Bait>80%，抗碱 Hb 增加。

（3）家族中可证明患者父亲或母亲为珠蛋白生成障

性贫血。

129. 如何治疗珠蛋白生成障碍性贫血？

珠蛋白生成障碍性贫血目前尚无根治的办法。现在的治疗原则是对症治疗，包括输血、防治感染、预防和治疗体内铁负荷过重及必要时考虑脾切除。

130. 如何诊断异常血红蛋白病？

异常血红蛋白病的诊断标准是：

（1）临床表现：贫血、黄疸、肝脾肿大或紫绀。

（2）实验室检查：小细胞低色素性贫血、有靶形红细胞、网织红细胞增高。血红蛋白电泳可见异常区带。

（3）父母亲中有血红蛋白异常。

（4）其他：有条件者可进一步用等电点聚焦电泳分析血红蛋白异常成分，做肽链分析及蛋白质的化学结构分析。

131. 如何治疗异常血红蛋白病？

目前对异常血红蛋白病尚无根治办法。部分患者不需治疗。治疗原则是对症治疗，包括：预防及积极治疗感染，避免低氧及缺氧环境，避免服用氧化剂类药物及必要时输血。

132. 什么叫红细胞酶缺陷性溶血性贫血？

红细胞酶缺陷有关的溶血性贫血，是指参与红细胞代谢的酶由于基因缺陷导致酶活性改变而引起的一组溶血性贫血。目前已发现 20 多种酶缺陷可引起遗传性溶血性贫血，其中有四种最为常见：葡萄糖-6-磷酸脱氢酶（G-6-PD）缺乏症、丙酮酸激酶（PK）缺乏症、葡萄糖磷酸异构酶（GPI）缺乏症、嘧啶 5′核苷酸酶（P5′N）缺乏症。这四种红细胞酶缺陷病在我国均有发现，其中以 G-6-PD 缺乏症最为常见。其他还有：磷酸丙糖异构酶、2，3-二磷酸甘油酸变位酶、磷酸果糖激酶、己糖激酶等 10 余种酶缺乏。临床上，某些患者不仅有单一酶缺乏，还可以有两种或多种酶复合缺乏。

133. 临床上葡萄糖-6-磷酸脱氢酶缺乏症有几种表现？

葡萄糖-6-磷酸脱氢酶缺乏症在临床上可分为：

（1）药物诱发性溶血：许多药物和某些化学物质均可诱使 G-6-PD 缺乏症患者发生溶血。一般在服药后 1~3 天出现急性溶血；头痛、发热、黄疸、血红蛋白尿、血红蛋白及红细胞计数迅速下降、出现肝脾肿大等。通常持续一周左右恢复。

（2）蚕豆病：俗称"胡豆黄"，是因为 G-6-PD 缺乏症的患者进食蚕豆后发生急性溶血性贫血。在蚕豆收获的季节呈发病高峰，一般在进食蚕豆后 1~2 小时起病，1~2 天后发病为多。根据溶血程度的轻重分为：重型、中型、轻型及隐匿型。

（3）新生儿黄疸：在 G-6-PD 缺乏症的高发地区，G-6-PD 缺乏症是引起新生儿黄疸的重要原因之一。感染、药物、早产与病理产导致新生儿缺氧可诱发。黄疸多在出生后 24~72 小时发病，大多数病情较重，可发展为核黄疸，伴有肝肿大或脾肿大。

（4）感染诱发的溶血性贫血：G-6-PD 缺乏症的患者常由于感染而诱发溶血发生。由于细菌感染（如大叶性肺炎、伤寒、结核病等）或病毒（如流行性感冒、腮腺炎、传染性单核细胞增多症等）感染，一般在感染后数天出现。

134. 如何诊断及治疗葡萄糖-6-磷酸脱氢酶缺乏症?

具有以上 G-6-PD 缺乏症所致溶血性贫血的临床特点，同时实验室测定 G-6-PD 活性显著降低，诊断即可成立。

对于 G-6-PD 缺乏症的治疗应重在预防，发生溶血时，给予对症处理：输血、抗感染、保护肾功能等。

135. 丙酮酸激酶缺乏症如何诊断及治疗?

丙酮酸激酶缺乏症（PK 缺乏症）在我国仅次于 G-6-PD 缺乏症的发病。PK 缺乏症亦属遗传性疾病，其发病时间早晚不定，部分患者可延迟到成年才发病。临床表现轻重不一。重型患者有严重的贫血和黄疸。实验室测定 PK 活性，如有显著降低即可诊断。

目前对 PK 缺乏症尚无根治办法。如有溶血发生，治疗原则亦为对症治疗。

136. 什么叫自身免疫性溶血性贫血?

自身免疫性溶血性贫血是由于机体免疫功能紊乱,产生针对自身红细胞的抗体,红细胞本身的抗原或结合的外来的抗原(包括药物等的半抗原)与相应的抗体(大多数是 IgG 或 IgM)作用后,在有或无补体的参与下,引起红细胞形状或红细胞膜表面发生一系列的变化,使红细胞发生凝聚、溶解;或通过巨噬细胞的吞噬作用而破坏。所以自身免疫性溶血性贫血是自身免疫性疾病中器官特异性自身免疫性疾病。

137. 自身免疫性溶血性贫血如何分类?

自身免疫性溶血性贫血(AIHA)根据其抗体的特性可分为:①温抗体型自身免疫性溶血性贫血;②冷抗体型自身免疫性溶血性贫血;③药物免疫性溶血性贫血。

138. 温抗体型自身免疫性溶血性贫血是如何发病的?

温抗体一般在 37°C 时其抗体作用最为活跃,主要为免疫球蛋白 G(IgG),为一种不完全抗体;其次为 IgM,IgA 罕见。不完全抗体 IgG 吸附在红细胞上,当吸附有 IgG 的红细胞与单核-巨噬细胞相遇时,IgG 的 Fc 片段与单核-巨噬细胞表面 Fc 受体结合,从而改变了红细胞与单核-巨噬细胞接触部分膜的性能,使红细胞发生变形,单核-巨噬系统对这些致敏红细胞的滞留作用明显加强,红细胞被巨噬细胞大量吞噬破坏而发生溶血。所以温抗体型自身免疫性溶血性贫血的破坏形式为血管外溶血。

139. 温抗体型自身免疫性溶血性贫血的病因为何?

温抗体型自身免疫性溶血性贫血按病因可分为: 原发性 (原因不明) 及继发性两大类, 后者常继发于免疫系统疾病 (系统性红斑狼疮、类风湿性关节炎、溃疡性结肠炎)、淋巴系统增生性疾病 (淋巴瘤、慢性淋巴细胞白血病)、感染性疾病 (麻疹、巨细胞病毒、EB 病毒、细菌感染) 及肿瘤。

140. 温抗体型自身免疫性溶血性贫血的临床表现为何?

温抗体型自身免疫性溶血性贫血患者因红细胞破坏的速度、贫血的程度和潜在疾病的表现各不相同, 所以可有变化多端的临床表现, 如溶血发作突然、进展迅速, 病人常常表现出与严重贫血相关的症状和体征, 发热、黄疸、贫血进行性加剧、血红蛋白尿、甚至危及生命, 这种急性溶血最常见于病毒感染或原因不明者。如溶血缓慢发生时, 则贫血一般不严重, 而且部分患者可无任何临床症状, 仅表现有黄疸、肝脾肿大。

141. 如何诊断温抗体型自身免疫性溶血性贫血?

温抗体型自身免疫性溶血性贫血除具有溶血性贫血的症状、体征及有关的实验室指标外, 需依靠血清学检查证实有无自身抗体的存在, 才可确定诊断。目前血清学检查常用抗人球蛋白试验——Coombs 试验。按自身抗体免疫球蛋白类型可分为：IgG 型，IgG+C3 型，C3 型。在临床上 IgG+C3 型溶血最严重，IgG 型次之，C3 型最轻。

142. 什么叫抗人球蛋白试验？

自身免疫性溶血性贫血患者的红细胞表面常附有一些免疫球蛋白，如 IgG、IgM、IgA 及补体 C3 等，称为致敏红细胞。当这些致敏红细胞与抗人球蛋白血清接触后，能发生特异的凝集反应，称为抗人球蛋白直接反应。患者血清中的自身抗体可用 O 型正常人红细胞加以吸附。用吸附有自身抗体的红细胞与抗人球蛋白血清作用而发生凝集反应，称为抗人球蛋白间接反应。

143. 如何治疗自身免疫性溶血性贫血？

温抗体型自身免疫性溶血性贫血的治疗原则是：①治疗原发疾病；②对症治疗：包括肾上腺糖皮质激素或其他免疫抑制剂的应用，脾切除或输血等。

144. 什么叫新生儿溶血病？

新生儿溶血病是由于母亲和胎儿血型不合，胎儿红细胞抗原恰为母体所缺乏者而引起母体免疫，母亲产生的抗体作用于胎儿或新生儿红细胞而发生的溶血。在我国，由于绝大多数人都是 Rh 阳性，故由 Rh 血型不合引发者少见。但如果母亲是 Rh 阴性，父亲是 Rh 阳性，胎儿也可能是阳性而致新生儿溶血病。ABO 血型不合的多为母亲是 O

型血，胎儿为 A 型或 B 型血所致。

145. 新生儿溶血病的临床表现为何？

新生儿溶血病的临床表现轻重不一。因 ABO 血型而溶血的在第一胎即可发病。Rh 溶血多在第二胎时发病。轻型者贫血较轻。重型者除有明显的贫血外，常伴有黄疸，病情进展快，可伴心力衰竭或死亡。极重型多为 Rh 溶血，多为早产或胎儿在宫内发生溶血而致死胎。活产者伴有水肿、严重贫血及黄疸、肝脾肿大及心力衰竭，死亡率极高。

146. 如何诊断新生儿溶血病？

诊断新生儿溶血病的依据是：①母亲与胎儿的血型不合（Rh 血型或 ABO 血型）；②临床有溶血表现（妊娠 28 周即可做羊水检查）；③抗人球蛋白试验（Coombs 试验）直接和间接均为阳性。

147. 如何预防及治疗新生儿溶血病？

预防新生儿溶血病的原则：①对 Rh 阴性母亲分娩 Rh 阳性婴儿者，给母亲注射抗 RhD IgG 300 微克，以免下一胎发病；②对 ABO 血型不合者，在产前 1~2 周口服苯巴比妥，可减轻新生儿期黄疸。

治疗新生儿溶血病的原则：①产前对母亲监测，必要时中止妊娠，或对母亲进行血浆置换，以减少抗体；②产后如新生儿贫血（脐血血红蛋白<110 克/升），对婴儿用

换血疗法、光照疗法（胆红素＞12毫克/分升）或苯巴比妥口服以加速胆红素的排出。

148. 什么是冷抗体型自身免疫性溶血性贫血?

冷抗体型自身免疫性溶血性贫血的冷抗体为一种在低温下起作用的抗体。冷抗体分为两种，一种冷抗体在37℃以下，在20℃时作用最为活跃，主要为IgM。冷凝集素即属此种冷抗体，它为完全抗体，可在血液循环中直接与红细胞发生凝聚反应，在大量补体激活时发生溶血。另一种冷抗体称为冷–热抗体（Donath–Landsteiner antibody，简称D-L抗体），属IgG，它在20℃时附于红细胞表面，激活补体，当温度升高后抗体又可与红细胞分离，但红细胞膜表面上的抗体反应继续进行，导致红细胞的溶解。

149. 冷抗体型自身免疫性溶血性贫血分几种?

冷抗体型自身免疫性溶血性贫血包括：①冷凝集素综合征：约占冷抗体型自身免疫性溶血性贫血的90%，又分为原发性和继发性两类；②阵发性冷性血红蛋白尿症。

150. 冷凝集素综合征是如何发病的?

冷凝集素是一种IgM抗体，需要有补体加入，在20～25℃时，IgM冷凝集素与红细胞膜表面的C3b结合而导致溶血。冷凝集素综合征的溶血属血管内溶血及肝内的溶血。

151. 哪些疾病可以继发冷凝集素综合征？

原发性冷凝集素综合征较为少见，多发生于老年人。继发性病例常见于：①淋巴系统增殖性疾病，如淋巴瘤、慢性淋巴细胞白血病和多发性骨髓瘤；②感染性疾病，如支原体肺炎、传染性单核细胞增多症、巨细胞病毒感染等。

152. 冷凝集素综合征的诊断与治疗？

冷凝集素综合征的临床特点是：①遇冷发作或加重；②末梢循环功能障碍，由于毛细血管内红细胞聚集所致；③溶血为血管内溶血，可有血红蛋白尿及含铁血黄素尿；④实验室检查：Coombs 试验呈阳性，冷凝集素测定显示阳性，滴度可达 1：1000～1：10000 阳性。

冷凝集素综合征的治疗原则是治疗原发疾病和避免接触寒冷。

153. 阵发性冷性血红蛋白尿症是如何发病的？

阵发性冷性血红蛋白尿症仅占冷抗体型自身免疫性溶血性贫血的 10%。本病多与病毒感染有关，如上呼吸道感染、麻疹、腮腺炎及梅毒。本病的发生主要是由于冷溶血素所致。冷溶血素是一种自身抗体（D-L 抗体），属 IgG 类，具有很强的溶血作用。在低温寒冷（<15℃）时冷溶血素被激活，与红细胞大量结合，并固定补体于红细胞上，此时一般不引起溶血反应。当温度上升时，补体的活

性明显增强，引起红细胞的大量破坏，发生急性血管内溶血。

154. 如何诊断及治疗阵发性冷性血红蛋白尿症？

诊断阵发性冷性血红蛋白尿症的依据是：①发病与寒冷接触有关，可在接触寒冷后数分钟到数小时发病；②溶血及血红蛋白尿发生迅速，症状严重，消失亦快；③Coombs 试验阳性（C3 血清）；④冷热抗体（D-L 抗体）试验阳性。

目前对阵发性冷性血红蛋白尿症的治疗原则为对症治疗。严格避免接触寒冷及注意保温尤其重要。必要时亦可用肾上腺皮质激素。

155. 什么叫药物免疫性溶血性贫血？

药物免疫性溶血性贫血的主要致病因素是药物，根据其发病机制，可分为：

（1）免疫复合物型：药物（奎宁、奎尼丁、非那西丁、对氨基水杨酸等）作为半抗原，与血清蛋白质结合形成抗原，引起免疫反应，刺激抗体（IgM、也可能是 IgG）产生，药物与抗体牢固地结合，形成免疫复合物，并吸附在红细胞膜表面上，激活补体引起溶血，称免疫复合物型。患者既往常有用药史，药物应用剂量很小，即可引致大量的红细胞破坏。发作时为急性血管内溶血表现，停药后溶血可很快消失，血象一般可在 2~3 周左右恢复正常。做直接抗人球蛋白（主要抗补体）试验阳性。

（2）半抗原细胞型：又称青霉素型溶血性贫血。药物（青霉素类）作为一种半抗原，与红细胞膜及血清内蛋白质形成完全抗原，所产生的抗体与吸附在红细胞膜上的药物发生反应，不需补体参与下，即可导致红细胞破坏。青霉素与其他药物不同，青霉素或其代谢产物常常与红细胞膜紧密结合，不易被洗脱，一般是在大剂量（约 1200～1500 万单位/天）治疗时发生，并持续相当长时间。溶血发生较快，但为血管外溶血表现，停药几天或几周后溶血停止。患者抗人球蛋白直接试验呈强阳性，细胞膜表面抗体几乎都为 IgG，溶血停止后抗人球蛋白直接试验可持续 2～3 个月，逐渐转为阴性。

（3）自身免疫型：又称甲基多巴型溶血性贫血。其发病机理并不十分明确，主要由于服用甲基多巴后引起溶血性贫血，此类型起病缓慢，有长期用药史，一般在用药 3～6 月后发生溶血表现，做抗人球蛋白直接试验呈阳性，停药后此试验可持续较长时间，逐渐转为阴性。

156. 如何诊断药物免疫性溶血性贫血？

药物免疫性溶血性贫血的诊断依据是：①发病前有用药的历史；②有溶血性贫血的证据；③直接 Coombs 试验呈现阳性；④Coombs 间接试验阳性或与药物孵育后呈现阳性。

157. 如何治疗药物免疫性溶血性贫血？

治疗药物免疫性溶血性贫血的原则是：①立即停用有

关药物；②肾上腺皮质激素的应用对自身抗体型有效；③必要时考虑输血。

158. 什么叫微血管病性溶血性贫血？

微血管病性溶血性贫血是由于红细胞在不同疾病造成损伤的微血管中运行时，因机械损伤发生破碎而引起的溶血性贫血。其特点为血管内溶血、血涂片中可以见到多种破碎的红细胞和球形红细胞，常伴有血小板降低和小血管的血栓形成。

159. 哪些疾病可以伴有微血管病性溶血性贫血？

导致微血管病性溶血性贫血的发病主要是小血管的内皮损伤和纤维蛋白、血小板的沉积。容易引起这种病理改变的疾病有：①溶血尿毒症综合征；②血栓性血小板减少性紫癜；③转移癌；④妊娠和产后有先兆子痫或子痫；⑤恶性高血压病；⑥弥散性血管内凝血；⑦感染；⑧免疫性疾病。

160. 如何诊断微血管病性溶血性贫血？

诊断微血管病性溶血性贫血的依据是：①有诱发微血管病性溶血性贫血的基础疾病；②突然发作的血管内溶血和不同程度的出血（主要是皮肤及黏膜，包括尿血、便血和咯血）；且进行性加重；③血涂片中可见破碎的红细胞，血小板数明显下降；④有网织红细胞增高及血管内溶血的证据。

161. 如何治疗微血管病性溶血性贫血?

微血管病性溶血性贫血的治疗原则是：①治疗基础疾病；②纠正贫血，可以输血；③抗凝及溶栓治疗。

五、再生障碍性贫血

162. 什么叫再生障碍性贫血?

再生障碍性贫血是一组由于生物、化学、物理因素及不明原因引起的骨髓〔干细胞及（或）造血微环境〕损伤，表现为全血细胞减少的贫血。临床上，除贫血外，还常伴有发热和自发的出血倾向。

163. 再生障碍性贫血是如何发生的?

目前，对再生障碍性贫血的发病机制还不能十分圆满地解释，一般认为是各种原因导致的，包括：①骨髓造血干细胞（种子）的损伤；②骨髓造血微环境（土壤）的损伤；③全身免疫系统的异常（虫子）；④遗传素质的影响。

164. 什么叫造血干细胞?

造血干细胞具有向骨髓红系、粒系和巨核系祖细胞分化的能力。同时也具有不断地自我更新、维持在体内一定的数量和保持自己特性的能力。造血干细胞在体内的数量极少，主要存在于骨髓、脾、肝等处，也有少量循环于外周血中。

165. 什么叫造血微环境?

造血微环境是指在造血干祖细胞周围的一个比较稳定、有调控造血活性的空间。这个空间是由各类基质细胞（包括巨噬细胞、内皮细胞、脂肪细胞、成纤维细胞及肥大细胞等）、成熟的血细胞及细胞因子（主要为红细胞生成素、血小板生成素）等组成。这个调控造血细胞增殖、分化的空间称为造血微环境。

166. 再生障碍性贫血分为几种?

再生障碍性贫血按病因学分类可分为：①遗传性和②获得性两种。后者又可分为原发性和继发性两种。临床上将再生障碍性贫血分为：①普通型再生障碍性贫血和②严重型再生障碍性贫血两种。另外还有一种是以骨髓单纯红系造血衰竭为特征的再生障碍性贫血，称为纯红细胞再生障碍性贫血。

167. 什么叫遗传性再生障碍性贫血?

遗传性再生障碍性贫血亦称为先天性再生障碍性贫血或 Fanconi 贫血。是一种常染色体隐性遗传病，因 1927 年 Fanconi 首先报告而得名。此种先天性再生障碍性贫血多在儿童时期发病，患儿常伴有智力低下、皮肤色素沉着、发育不良和染色体的改变。患儿发展为白血病及其他恶性肿瘤的发病率较高。治疗主要是对症治疗，用糖皮质激素或雄激素，输血等。近年来已有用异基因骨髓移植治疗的报道。

168. 哪些因素可以继发再生障碍性贫血?

与再生障碍性贫血发生相关的因素有:①药物:如氯霉素、磺胺药、巴比妥酸盐、氯奎和消炎痛等,其中以氯霉素最为常见;②化学物质:如苯类、杀虫剂及重金属类等具有骨髓毒性作用,其中以苯类最为常见;③病毒感染:如肝炎病毒、EB 病毒、微小病毒 B_{19}、巨细胞病毒等,其中以肝炎病毒最为常见;④电离辐射:如原子辐射、放射线均可损伤造血干细胞及微环境;⑤体质及遗传因素:再生障碍性贫血的发生与个体因素及组织对上述各因素的敏感差异有关。

169. 再生障碍性贫血的临床特点为何?

再生障碍性贫血的主要临床特点表现为贫血、出血、发热和感染。由于这些症状发生的快慢、严重程度及病变的广泛程度不一,临床表现各异。普通型再生障碍性贫血的进展较缓慢,输血后血红蛋白回升常不明显或维持不久,出血常为自发性的,以皮肤黏膜出血为主,偶尔可见内脏出血,感染发热常不易控制,需及早采用积极的抗生素治疗及对症治疗。

170. 再生障碍性贫血的诊断标准是什么?

再生障碍性贫血的诊断标准是:①全血细胞减少,网织红细胞绝对值低于正常;②无明显肝、脾肿大;③骨髓增生低下，造血细胞<50%，同时有骨髓活检病理结果的证实；④能除外其他全血细胞减少的疾病，如急性造血停滞、阵发性睡眠性血红蛋白尿症、巨幼细胞贫血、骨髓增生异常综合征、低增生性白血病等。

171. 什么叫急性造血停滞？

急性造血停滞也叫急性骨髓再生障碍性危象，是由于各种原因导致骨髓造血功能急性停滞。常发生于病毒感染（如微小病毒 B_{19}、肝炎病毒及 EB 病毒等）或某些药物（如氯霉素、乙酰唑胺及磺胺类药物等）应用后。与急性再生障碍性贫血不同的是，此病可于短期内自然恢复。治疗原则是对症治疗，以协助患者渡过急性期。

172. 什么叫骨髓增生异常综合征？

骨髓增生异常综合征是一组原因不明的获得性造血功能异常，伴病态造血和无效造血为特征的难治性贫血。临床表现可有全血细胞减少，亦可继发于某些造血组织肿瘤、免疫性疾病、接受免疫抑制剂或化学治疗后。

目前对骨髓增生异常综合征尚无有效的治疗办法。对不同的患者选用诱导分化剂，化疗或对症治疗或可缓解病情。部分骨髓增生异常综合征可转变为急性白血病。

173. 如何治疗再生障碍性贫血？

再生障碍性贫血的治疗原则是：①雄激素治疗：疗程应在 6 个月以上；②环孢菌素 A 治疗：可与雄激素同时使

用；③对症治疗：针对出血、贫血及感染，采用输新鲜血小板、新鲜血及抗生素治疗，中医中药治疗等。

174. 给再生障碍性贫血患者输血时应注意哪些问题？

由于再生障碍性贫血的病程长，患者需长期多次输血治疗，容易出现输血反应或因输血过多导致继发性血色病，故在给再生障碍性贫血患者输血治疗时应注意：①严格掌握输血的适应证；②应以少量多次输血为原则；③必要时对血清铁蛋白过高（>500 微克/升）者应同时用去铁的治疗。

175. 什么叫（严）重型再生障碍性贫血？

（严）重型再生障碍性贫血，常以白细胞及血小板下降，出血和感染为首发症状。出血除皮肤黏膜外，还可有内脏及中枢神经系统出血。贫血开始时不明显，但进展较快，短时间内下降明显。重型再生障碍性贫血的诊断标准是：①全血细胞减少，中性粒细胞的绝对值$<0.5 \times 10^9$/升，血小板$<20 \times 10^9$/升及网织红细胞$<1\%$，网织红细胞绝对值$<15 \times 10^9$/升；②骨髓多部位穿刺示增生减低，非造血细胞增多，巨核细胞明显减少或缺如。骨髓活检病理证实骨髓增生低下。

176. （严）重型再生障碍性贫血如何治疗？

（严）重型再生障碍性贫血的治疗原则、支持疗法与普通再生障碍性贫血相同。此外，还常用：①免疫抑制治疗，如抗胸腺球蛋白（ATG）、抗淋巴细胞球蛋白（ALG）、环孢菌素 A、大剂量甲基强的松等；②加用造血生长因子，如红细胞生成素（EPO）及粒-巨噬细胞集落刺激因子（GM-CSF）等；③异基因骨髓移植。

177. 什么叫纯红细胞再生障碍性贫血？

纯红细胞再生障碍性贫血是指骨髓中粒系和巨核细胞系正常，单纯红系细胞衰竭的一组贫血。临床上仅有贫血而白细胞和血小板是正常的。纯红细胞再生障碍性贫血包括先天性的（即 Blackfan-Diamond 综合征）、自限性的（即溶血危象）和后天获得性的三种。

178. 什么叫先天性纯红细胞再生障碍性贫血？

先天性纯红细胞再生障碍性贫血多于婴幼儿时发病，女婴多于男婴。约 10%患儿有家族史，偶于同胞兄弟姊妹中同时发病。部分患儿可同时伴有其他先天异常。临床上除贫血外，还可有肝脾肿大。晚期患儿可有全血细胞减少。由于是 1938 年 Diamond 和 Blackfan 两人首先报告的，故此病又名 Blackfan-Diamond 综合征。

179. 哪些疾病可以伴发纯红细胞再生障碍性贫血？

纯红细胞再生障碍性贫血的病因不清楚。多数人认为与 T 淋巴细胞免疫调节功能紊乱有关。临床上可以伴发纯红细胞再生障碍性贫血的疾病包括：①胸腺瘤；②病毒感染：如传染性单核细胞增多症、腮腺炎、病毒性肝炎及支原体肺炎等；③自身免疫性疾病：如系统性红斑狼疮、类风湿性关节炎等；④肿瘤；⑤其他：肾功能衰竭、药物中毒等；⑥妊娠。

180. 如何治疗纯红细胞再生障碍性贫血?

治疗纯红细胞再生障碍性贫血的原则是：①治疗基础疾病；②对症治疗：包括肾上腺皮质激素和免疫抑制剂及输血等。

六、慢性病贫血和继发性贫血

181. 什么叫慢性病贫血?

慢性病贫血是指继发于慢性感染、炎症和恶性肿瘤等慢性疾病的贫血。这类贫血具有铁代谢异常、红细胞生成素相对减少和骨髓对之反应迟钝的特点。目前认为是由于上述疾病中细胞因子的干扰而发病。慢性病贫血的发病是继缺铁性贫血后，第二位发病率高的贫血，也是住院患者中最常见的贫血。

182. 哪些疾病容易伴发慢性病贫血?

容易伴发慢性病贫血的疾病包括：①慢性感染：如肺脓疡、肺结核、心内膜炎、盆腔感染、骨髓炎、霉菌感染及艾滋病等；②慢性炎症：如类风湿性关节炎、风湿热、系统性红斑狼疮、严重创伤、烧伤及血管炎等；③恶性肿瘤：包括各类癌症、霍奇金病、非霍奇金淋巴瘤、白血病及多发性骨髓瘤等；④其他：酒精性肝病、心力衰竭及栓塞性静脉炎等。

183. 如何诊断慢性病贫血?

诊断慢性病贫血主要依靠以下几方面指标：①正常红

细胞性贫血或小细胞低色素性贫血；②血清铁减少、转铁蛋白饱和度正常或稍低（20%~30%），铁蛋白增多；③有导致慢性病贫血的原发疾病（如上题）；④能排除系统疾病引起的其他类型的贫血，如营养性贫血、慢性肾功能衰竭引起的贫血、化疗或其他药物引起的骨髓抑制或肿瘤侵犯骨髓所致的贫血等。

184. 慢性病贫血在临床上需与哪些贫血进行鉴别？

慢性病贫血在临床上应该与缺铁性贫血相鉴别，因为二者都是小细胞低色素性贫血，血清铁均低于正常。但治疗原则不一样。

慢性病贫血与缺铁性贫血的鉴别除临床表现外，主要借助实验室的铁指标结果的不同（表 4）。

表 4   慢性病贫血与缺铁性贫血的实验室检查

贫血种类	血清铁	总铁结合力	转铁蛋白饱和度	铁蛋白	骨髓铁	转铁蛋白受体
缺铁性贫血	↓	↑	↓	↓	缺如	↑
慢性病贫血	↓	↓	正常或↓	↑	↑	↓

185. 什么叫转铁蛋白受体？

转铁蛋白受体是位于幼稚红细胞及其他多种细胞上的受体，其功能是接收转铁蛋白运来的铁，并转送进细胞内利用。转铁蛋白受体（TFR）目前已可用酶联免疫法药盒测得。转铁蛋白受体的多少可以反映铁利用的状况，在铁代谢正常时反映骨髓红系统增生的情况。

186. 如何治疗慢性病贫血？

慢性病贫血的治疗原则是：①治疗原发疾病；②补充基因重组红细胞生成素，可改善贫血、减少输血量；③不宜用铁剂治疗。

187. 什么叫继发性贫血？

继发性贫血是指由于各系统疾病（如肝病、肾病、消化道疾病和内分泌系统疾病）的症状引起的贫血。常由于系统疾病的纳差、恶心、呕吐、胃肠道失血（便血或呕血）或造血功能障碍而致。不一定伴有铁代谢紊乱或细胞因子的干扰。

188. 肝病引起继发性贫血的病因为何？

肝病性贫血是由多种因素所致，如：①出血性：如肝硬化患者常伴门脉高压而导致的食管静脉曲张出血或痔疮出血；②凝血因子合成减少及脾功能亢进引起血小板降低可加强出血倾向；③营养不良性：叶酸储备减少及摄入不足，导致叶酸缺乏；④溶血性：由于血脂和红细胞膜脂质增加，常合并有溶血。

189. 肾性贫血的病因为何？

肾病晚期伴慢性肾功能衰竭时常伴有贫血，称为肾性贫血。贫血的程度常与肾功能减退的程度相关。

造成肾性贫血的病因主要是：①红细胞生成素（EPO）产生不足：EPO是促进红细胞生成的主要激素，产生于肾脏，当肾脏广泛受损时，EPO的产生减少；②晚期肾功能不全的患者血清中有红系造血的抑制物；③红细胞破坏增多；④血小板功能障碍引起的出血倾向；⑤甲状旁腺功能亢进，可导致骨髓纤维化，使红系细胞生成减少，还能抑制骨髓红系造血和加速红细胞的破坏。

190. 哪些内分泌疾病会伴发贫血？

（1）甲状腺功能减退：由于甲状腺素分泌减少，全身的代谢及耗氧量减低，肾脏产生的EPO亦减少而致贫血。另外，部分甲状腺功能减退的患者存在胃壁细胞抗体和内因子阻断抗体，可以合并恶性贫血。

（2）甲状旁腺功能亢进：如上题所述，甲状旁腺可以抑制红细胞的生成，促使红细胞破坏及导致骨髓纤维化，5%～21%的患者常会有轻度至中度贫血。

191. 如何治疗继发性贫血？

治疗继发性贫血的原则是：①治疗原发疾病；②针对不同的贫血原因对症治疗。

七、其他贫血

192. 什么叫铁粒幼细胞贫血？

铁粒幼细胞贫血是由于先天的或获得性的原因导致血红蛋白合成障碍而引起的贫血。其特点是体内铁利用障碍，骨髓中有大量环形铁粒幼红细胞，红细胞无效生成。临床上表现为小细胞低色素性贫血。

193. 铁粒幼细胞贫血分为几类？

铁粒幼细胞贫血可分为：①遗传性铁粒幼细胞贫血：属性染色体遗传（X 染色体遗传），偶尔亦可有常染色体遗传的；②获得性铁粒幼细胞贫血：又分为原发性（即骨髓增生异常综合征中伴环状铁粒幼细胞贫血，骨髓中出现病态造血）和继发性两类。

194. 哪些疾病可以继发铁粒幼细胞贫血？

继发性铁粒幼细胞贫血可见于：①慢性炎症，如类风湿性关节炎；②肿瘤：如白血病、淋巴瘤、多发性骨髓瘤和转移癌等；③药物接触：如铅、乙醇、雷米风、吡嗪酰胺及氯霉素等。

195. 如何诊断铁粒幼细胞贫血？

诊断铁粒幼细胞贫血的依据是：①临床表现：遗传性者多于儿童或青少年起病。成年时大多有铁负荷过多的表现，如肝脏肿大、糖尿病、皮肤色素沉着等。获得性者多伴有原发病或用药史；②实验室检查：为小细胞低色素性贫血；骨髓中铁粒幼细胞增多，可见环形铁粒幼细胞，铁染色示细胞外铁增多；血清铁和转铁蛋白均增多；③用铁剂治疗无效。

196. 如何治疗铁粒幼细胞贫血？

铁粒幼细胞贫血的治疗原则是：①治疗原发疾病，如有用药情况，则应停用；②维生素 B_6 20～50mg，每天 3 次。对某些遗传性、原发性及服用雷米风者有效；③对症治疗：如雄激素、去铁胺或必要时输血、放血治疗。

197. 什么叫血色病？

血色病是由于体内铁负荷过重、组织中铁沉积过多，导致各器官功能受损伤的疾病。主要可表现为皮肤色素沉着、肝硬变、糖尿病、性功能减退及心功能不全等。

198. 血色病的病因为何？

造成血色病的病因常为：①特发性（或遗传性）：由于遗传的缺陷（基因中 Cqs282 缺乏），使患者小肠黏膜失去对铁吸收调节的能力，铁的吸收无限制；②血红蛋白合成障碍，铁的利用减少：如铁粒幼细胞贫血；③反复大量输血后：如慢性再生障碍性贫血和重型珠蛋白生成障碍性贫血等；④食物中铁含量过多时：如非洲班图人长期饮用含铁量高的啤酒等。

199. 如何诊断血色病？

诊断血色病的依据是：①临床表现：全身皮肤色素沉着伴有含铁血黄素沉积于器官的表现（糖尿病、肝硬变、心律失常和心力衰竭、性欲减退等）；②实验室检查：血清铁、转铁蛋白饱和度和血清铁蛋白均显著增高；③肝穿刺活检病理示肝细胞内大量含铁血黄素沉积；④去铁胺试验：24 小时尿铁排泄量>5mg。

200. 如何治疗血色病？

血色病的治疗原则是：①静脉放血：血红蛋白正常的患者采用此法，维持血红蛋白在 110 克/升左右；②贫血的患者用去铁剂（铁螯合剂）治疗；③对症治疗：对糖尿病、肝硬变、心力衰竭及性腺功能减退者予以对症治疗。

201. 什么叫骨髓病性贫血？

骨髓病性贫血是由于骨髓被肿瘤或其他异常组织浸润，骨髓的造血功能和微环境被破坏而致的贫血。其特点是：贫血伴粒细胞及红细胞的幼稚细胞在周围血中出现。

202. 哪些疾病可伴有骨髓病性贫血？

骨髓病性贫血常由于下列疾病所致：①转移癌侵犯骨

髓：如乳腺癌、肺癌、前列腺癌、胃癌及神经母细胞瘤等；②血液系统恶性肿瘤对骨髓的浸润：如白血病、淋巴瘤、骨髓瘤及恶性组织细胞增生症等；③骨髓纤维化：原发性及继发性的骨髓纤维化；④各类感染侵及骨髓：如细菌、真菌及结核等；⑤其他：某些代谢异常病，如脂质沉积症、骨硬化症等。

203. 如何诊断骨髓病性贫血？

诊断骨髓病性贫血的依据是：①临床表现：除原发病的表现外，常有骨痛或伴局部隆起、病理性骨折、肝脾肿大；②实验室检查：正常细胞性贫血，周围血涂片中可见到幼稚粒细胞和幼稚红细胞；③骨髓穿刺或活检病理可找到肿瘤细胞或骨髓纤维组织增生；④骨骼 X 线检查示骨质有破坏。

204. 如何治疗骨髓病性贫血？

治疗骨髓病性贫血的原则是：①治疗原发的基础疾病；②对症及支持治疗：如贫血、骨髓纤维化或脾功能亢进等。

205. 妊娠期的贫血是什么原因造成的？

正常妊娠期由于内分泌激素增多，造成血容量增加而发生血液稀释，导致血红蛋白浓度和红细胞计数降低，称为"妊娠期生理贫血"。妊娠期由于血容量增加及胎儿的需要，对铁及叶酸的需要量增加，如果补充不足，也会出现营养性缺铁或缺叶酸性贫血。

206. 妊娠期贫血对母婴有何不良影响?

妊娠期轻度或中度贫血时,孕妇对感染的防御力差,产后出血的耐受力也差。一般对胎儿的影响不大。严重贫血(Hb<60克/升)时由于孕妇缺氧,可导致早产及低体重儿的发生增加,亦容易造成新生儿窒息的发生。叶酸缺乏的孕妇容易发生流产、早产、低体重儿及胎盘早期剥离,胎儿颅咽管畸形及唇腭裂的发生率较高,亦可能使胎儿容易出现颅咽管瘤。

207. 如何预防妊娠期贫血?

妊娠期营养性贫血是可以预防的:①妊娠期注意营养,特别是应多进食富含铁、叶酸的食物;②妊娠4个月后应定期查血象及血清铁、叶酸等指标,如有缺乏应及时补充。

208. 如何治疗妊娠期贫血?

妊娠期营养性贫血(指缺铁性贫血或缺叶酸性巨幼细胞贫血)可在妊娠第4个月开始,根据缺少的内容给予补充治疗。如果是其他类型贫血,则需在妊娠早期就诊,确定是否能继续妊娠及采用相应的治疗。

209. 老年人常见的贫血是哪几种?

老年人常见的贫血是:①营养性贫血:包括缺铁性贫

血、缺叶酸或缺维生素 B_{12} 性巨幼细胞贫血，因为老年人牙不好，消化功能差，怕血脂高，常有偏食习惯；老年人常有萎缩性胃炎是导致维生素 B_{12} 缺乏的原因；②慢性病贫血：老年人的慢性疾病（肿瘤、感染和免疫性疾病）较为常见；③继发性贫血：继发于各种慢性系统性疾病；④其他：如铁粒幼细胞贫血、自身免疫性溶血性贫血等，均好发于老年人。

210. 老年人贫血在临床表现上有何特点?

老年人贫血的临床表现特点是：①贫血发生常较隐蔽，常被系统性疾病的症状所掩盖，特别是有心血管疾病时；②一般人常认为"年纪大了总会面色不好"，而不会及时去医院检查，使贫血不能被及时发现；③老年人贫血时神经精神症状常较为突出，如淡漠、无欲等，常易误诊为精神神经系统疾病。